JN115897

中小医療機関のための
［事業継続計画］

BCP
策定マニュアル

本田 茂樹 著

Ⅰ　BCPとは何か ───────

Ⅱ　防災計画とBCP ───────

Ⅲ　BCP策定の基本 ───────

Ⅳ　BCPの策定 ───────

Ⅴ　病院機能の確保と診療の継続 ──

Ⅵ　実効性の高いBCPのための備え ─

社会保険研究所

目次

BCP策定フローチャート ………………………………………… 10

はじめに ……………………………………………………… 14

Ⅰ BCPとは何か　　　15

1 BCP（事業継続計画）とは何か ……………………… 16

(1)BCPが導入された背景〜防災計画からBCPへ ……………… 16

(2)BCPとは何か ……………………………………………… 17

①BCPを発動させる事象は自然災害に限らない ……………………… 17

②まず、医療サービスを中断させないことが重要である ……………… 17

③可能な限り短い時間で復旧させるための方針、体制、そして手順書である … 18

(3)BCPが目指すこと ………………………………………… 18

2 医療機関におけるBCPの重要性 …………………… 19

(1)医療機関におけるBCPの重要性 ………………………… 19

(2)今、なぜBCPが求められているか ……………………… 19

①国の要請 ……………………………………………………………… 19

　1）「国土強靱化政策大綱」 ……………………………………………… 19

　2）「災害時における医療体制の充実強化について」 ………………… 20

②発生が懸念される巨大な自然災害 ………………………………… 20

③新たな危機事象 ……………………………………………………… 22

④複合災害への対応 …………………………………………………… 22

Ⅱ 防災計画とBCP　　　23

1 防災計画とBCPの関係 ………………………………… 24

(1)防災計画とBCPはセットで考える ……………………… 24

⑵防災計画とBCPのポイント ……………………………… **24**

　①目的 ……………………………………………………… 26

　②考慮すべき事象 ………………………………………… 26

　　1）防災計画の場合 …………………………………… 26

　　2）BCPの場合 ………………………………………… 26

　③活動・対策の範囲 ……………………………………… 27

　　1）防災計画の場合 …………………………………… 27

　　2）BCPの場合 ………………………………………… 27

2　防災計画の基本を押さえる ……………………… 27

⑴3つの重要原則 …………………………………………… **27**

　①生き残ることを最優先する …………………………… 28

　②とにかく着手し、見直し・改善する ………………… 28

　③優先順位をつける ……………………………………… 28

⑵自院における災害リスクを考える …………………… **29**

　①防災基本計画 …………………………………………… 29

　②ハザードマップ ………………………………………… 29

　③ハザードマップの入手方法 …………………………… 30

　④ハザードマップの例 …………………………………… 30

　⑤ハザードマップの活用 ………………………………… 31

⑶事前準備 …………………………………………………… **31**

　①地震に対する事前準備 ………………………………… 31

　　1）建物に関する事前準備 …………………………… 31

　　2）医療機器・什器備品など ………………………… 37

　②水害に対する事前準備 ………………………………… 38

　　1）建物に関する事前準備 …………………………… 39

　　2）台風などが接近する前に準備すること ………… 40

Ⅲ　BCP策定の基本　　41

1　医療機関がBCPを策定する際の前提 …………… 42

⑴医療サービスに対する需要が急増し、その需要は長期間続く … 42

⑵医療機関の経営資源は不足し、その状態も続く ………… 42

⑶自院が担うべき医療機能を踏まえる必要がある ………… 43

⑷自院が医療サービスを提供できない事態もあり得る ……… 44

2 BCPを策定する目的とその推進体制 ………… 44

(1)BCPを策定する目的 ………………………………… 44
①患者・職員の命を守り、医療機関の建物・設備を守る ………… 44
②医療サービスを継続する ………………………… 45
③医療提供体制を平常時の水準に戻す ………………… 45

(2)BCPの推進体制 ……………………………………… 45
①推進体制の枠組み ……………………………… 45
　1）経営責任者がトップとなる ………………………… 45
　2）推進体制には、各部門からのメンバーを含める ………… 46
　3）代行順位や権限移譲について決めておく ………… 46
②医療機関におけるBCPの推進体制例 ……………… 47
　1）中規模の医療機関の体制
　　～診療部門と後方支援部門の2本柱で推進する ………… 47
　2）小規模の医療機関の体制
　　～医師部門、看護部門、事務部門のそれぞれで平常時の体制を前提として推進する … 49

3 BCP策定の流れ ………………………………… 50

(1)BCPの目的と推進体制 …………………………… 51
(2)被害想定を理解する（世の中はどうなるか） …………… 51
(3)自院の被害を確認する（自院はどうなるか） ………… 52
(4)継続するべき業務の確認（優先順位をつける） ………… 52
(5)代替戦略(欠ける資源をどのように補うか)をBCPに落とし込む … 53

Ⅳ BCPの策定　　　55

1 被害想定を理解する(世の中はどうなるか) … 56
(1)想定する地震 …………………………………… 56
(2)首都直下地震における被害想定の概要 ………………… 56
2 自院の被害を考える ………………………… 60
(1)国や地方自治体が発表する被害想定に基づき自院の被害を想定する … 60
(2)自院の各経営資源に関する被害を具体的に想定する ……… 60
(3)被害想定を具体的数字で示すことが難しいこともある … 61
①ライフラインの復旧見込み …………………………… 62
②職員の参集可能割合 ………………………………… 62

3 重要業務の把握 ……………………………………… 62

(1)重要業務の把握はなぜ必要か ……………………… 63

(2)優先する業務の考え方 ……………………………… 64

(3)重要業務としてやるべきこと ……………………… 64

 ①災害時に新たに発生する業務 ……………………………… 65
  1）BCPを推進する本部の設置 ……………………………… 65
  2）患者の安全確保 …………………………………………… 65
  3）院外患者の受け入れ ……………………………………… 66
  4）他院への搬送 ……………………………………………… 67
  5）職員の安否確認 …………………………………………… 67
  6）建物・設備の被害への対応 ……………………………… 67
  7）在庫状況の確認と不足分の調達 ………………………… 68
  8）患者情報の確保 …………………………………………… 68
 ②平常時からの継続業務 ……………………………………… 69
  1）入院患者への対応 ………………………………………… 69
  2）外来診療対応 ……………………………………………… 69
  3）手術・検査など …………………………………………… 70

(4)縮小、あるいは一時休止を検討すること ………… 70

(5)重要業務の開始時間 ………………………………… 70

4 代替戦略(欠ける資源をどのように補うか)をBCPに落とし込む … 71

V 病院機能の確保と診療の継続 73

1 職員の確保 ……………………………………………… 74

(1)初動対応の重要性 …………………………………… 74

 ①激しい揺れへの対応 ………………………………………… 74
 ②大きな揺れがおさまってからの行動 ……………………… 75
  1）負傷者への対応 …………………………………………… 75
  2）初期消火 …………………………………………………… 75
  3）津波からの避難 …………………………………………… 75
  4）自院の建物からの避難 …………………………………… 76
 ③職員が自宅にいる場合の安全確保 ………………………… 76

(2)安否確認と参集可能人数の確認 …………………… 76

 ①安否確認システムで集約する項目 ………………………… 76
  1）職員の状況 ………………………………………………… 77
  2）参集可能な時間（選択肢は医療機関ごとに決める） …… 77

②安否確認システムの集計 ································· 77
③参集可能人数による事業継続体制の構築 ················· 78
　1）重要業務の優先順位に従って職員を再配置する ········· 78
　2）職員の代替可能性を向上させておく ················· 78
　3）支援チームの要請 ································· 79

2　建物の確保 ································· 79

(1)目視による確認 ································· 80

(2)応急危険度判定 ································· 80

(3)建物の被災状況確認後の対応 ················· 80
①医療サービスの提供継続が難しい場合 ················· 80
②医療サービスの提供を継続する場合 ················· 81

3　設備・医療機器の確保 ················· 81

(1)被災後の対応 ································· 81

(2)エレベーターへの対応 ················· 82

4　ライフラインの確保 ················· 82

(1)被災前の対応 ································· 82

(2)被災後の対応 ································· 83
①使用可否の確認 ································· 83
②電力消費の管理 ································· 83

5　医薬品の確保 ································· 84

(1)平常時における準備の重要性 ················· 84
①設備や備品などに関する防災対策 ················· 84
　1）薬品棚の固定など ································· 84
　2）危険物質などの保管 ································· 85
　3）盗難防止対策 ································· 85
②停電に対する備え ································· 85
　1）調剤機器 ································· 85
　2）冷所保存の医薬品 ································· 86
③日常業務の中で留意するべきこと ················· 86
④関係機関との協議 ································· 86
⑤医薬品の備蓄 ································· 87

(2)地震発生後の対応 ································· 87
①被災状況の確認 ································· 87
②医薬品ニーズの確認 ································· 87
③医薬品業者への発注 ································· 88
④その他 ································· 88

6　情報システムの確保 ……………………………………… 88

(1)**医療情報システム稼働のための対策** ………………………… 89

(2)**医療情報システムが稼働できない場合の対策** …………… 89

Ⅵ　実効性の高いBCPのための備え　91

1　トリアージ ………………………………………………… 92

(1)**トリアージの意義** ……………………………………… 92

(2)**トリアージをBCPの観点から考える** ……………………… 92

　①トリアージ要員 ……………………………………………… 93

　　1）実施責任者と代理者 …………………………………… 93

　　2）実施責任者が確認しておくこと ……………………… 93

　　3）トリアージ実施者 ……………………………………… 93

　②トリアージエリア …………………………………………… 94

　　1）トリアージエリアの場所 ……………………………… 94

　　2）トリアージ後のイメージ ……………………………… 95

　③トリアージの運営 …………………………………………… 96

　　1）院内患者と外部からの患者対応 ……………………… 96

　　2）誘導担当者 ……………………………………………… 97

　　3）トリアージに必要な物品 ……………………………… 97

2　受援計画 …………………………………………………… 97

(1)**医療機関の受援計画とは何か** ………………………… 97

　①目的 …………………………………………………………… 97

　②基本的な考え方 ……………………………………………… 98

(2)**受援計画で押さえておくべきこと** …………………… 98

　①受援の体制 …………………………………………………… 98

　②被災状況の把握と情報発信 ………………………………… 98

　　1）医療機関における被災状況の把握 …………………… 98

　　2）医療機関から都道府県への情報発信 ………………… 99

　③支援の要請 …………………………………………………… 100

　　1）DMATの派遣要請 ……………………………………… 100

　　2）災害時相互支援協定 …………………………………… 100

　④支援の受け入れ ……………………………………………… 101

　　1）受け入れ窓口の明確化 ………………………………… 101

　　2）支援チームの待機場所の提供 ………………………… 101

　　3）支援物資の保管場所 …………………………………… 101

4）その他 ································· 101

3　教育および訓練 ······················· 102

(1)教育 ································· 102

①初動のアクションプラン ························· 103
1）自らの安全確保と周囲の負傷者救出 ········ 103
2）初期消火 ······························ 104
3）対策本部の立ち上げ ····················· 104
4）患者の安全確保 ························· 104
5）院内の被害の確認 ······················ 104
6）ライフラインの復旧 ····················· 104
7）不足する資源の調達 ····················· 104
8）医療機関としての対応方針決定 ············ 105
②職員の自宅における防災 ························· 105
1）地震の揺れから身を守る ················· 105
2）水・食料の備蓄 ························· 106
3）家族間の安否確認方法 ··················· 107

(2)訓練 ································· 107

①訓練とは ······························· 107
1）目的 ································· 107
2）訓練の準備 ··························· 108
②訓練の実施 ····························· 109
1）本部立ち上げに関する訓練 ··············· 110
2）職員の安全確保と安否確認 ··············· 111
3）患者・来訪者の安全確保に関する訓練 ········ 112
4）建物・ライフライン・設備等の安全確保に関する訓練 ·········· 114
5）医薬品・医療資器材に関する訓練 ·········· 116
③訓練終了後の取り組み ····················· 117

4　情報伝達と外部機関との連携 ············ 118

(1)情報伝達 ······························· 118

①情報入手 ······························· 118
②情報伝達 ······························· 118
1）外部への情報伝達 ······················ 118
2）院内での情報伝達 ······················ 119

(2)連携 ································· 120

①連携するべき関係者 ······················· 120
②連絡先に含めておくべき情報 ················· 121

【参考図書・参考資料】 ··················· 122

【巻末】参考資料　123

参考資料①：BCPの基礎知識

事業継続ガイドライン
－あらゆる危機的事象を乗り越えるための戦略と対応－

（第三版 平成25年8月 内閣府 防災担当）・・・・・・・・・・・・・・・・・・・・・ 124

〔抄録：「Ⅰ　事業継続の取組の必要性と概要」を抜粋〕

参考資料②：首都直下地震の被害の全体像

首都直下地震の被害想定と対策について（最終報告）

（平成25年12月 中央防災会議

首都直下地震対策検討ワーキンググループ）・・・・・・・・・・・・・・・・・・・・・ 129

〔抄録：「第2章 被害想定（人的・物的被害）の概要」／

「第3章 社会・経済への影響と課題」を抜粋〕

参考資料③：BCPの考え方に基づいた病院災害対応計画作成の手引き

**病院におけるBCPの考え方に基づいた
災害対策マニュアルについて**

（平成25年9月4日　医政指発0904第2号）・・・・・・・・・・・・・・・・・・・・・ 139

まとめにかえて ・・・・・・・・・・・・・・・・・・・・・・・・・・・・・・・・・・・・・・・ 154

BCP策定フローチャート

　ここでは、本書に掲載しているBCP策定の流れを、フローチャート形式で図示しました。参考としてご活用ください。

■Ⅲ－3－⑴BCPの目的と推進体制／51
★BCPの目的と推進体制を明確にします。
　　　　　　　　【Ⅲ－2　BCPを策定する目的とその推進体制】参照

　Ⅲ－2　BCPを策定する目的とその推進体制／44
　　⑴BCPを策定する目的／44
　　　①患者・職員の命を守り、医療機関の建物・設備を守る／44
　　　②医療サービスを継続する／45
　　　③医療提供体制を平常時の水準に戻す／45
　　⑵BCPの推進体制／45
　　　①推進体制の枠組み／45
　　　　1）経営責任者がトップとなる／45
　　　　2）推進体制には、各部門からのメンバーを含める／46
　　　　3）代行順位や権限移譲について決めておく／46
　　　②医療機関におけるBCPの推進体制例／47
　　　　1）中規模の医療機関の体制
　　　　　～診療部門と後方支援部門の2本柱で推進する／47
　　　　i）診療部門　ii）後方支援部門
　　　　2）小規模の医療機関の体制
　　　　　～医師部門、看護部門、事務部門のそれぞれで平常時の体制
　　　　　を前提として推進する／49
　　　　i）医師部門・看護部門　ii）事務部門

■Ⅲ－3－⑵被害想定を理解する（世の中はどうなるか）／51
★非常事態に見舞われた際、世の中はどうなるのかを理解し準備します。
　　　　　　　　【Ⅳ－1　被害想定を理解する（世の中はどうなるか）】参照

　Ⅳ－1　被害想定を理解する（世の中はどうなるか）／56
　　⑴想定する地震／56
　　⑵首都直下地震における被害想定の概要／56

■Ⅲ－3－⑶自院の被害を確認する（自院はどうなるか）／52
★非常事態において自院で医療サービスを継続するにあたり、どのような支障がもたらされるのかを明らかにします。

【Ⅳ－2　自院の被害を考える】参照

Ⅳ－2　自院の被害を考える／60
　⑴国や地方自治体が発表する被害想定に基づき自院の被害を想定する
　　／60
　⑵自院の各経営資源に関する被害を具体的に想定する／60
　⑶被害想定を具体的数字で示すことが難しいこともある／61
　　①ライフラインの復旧見込み／62
　　②職員の参集可能割合／62

■Ⅲ－3－⑷継続するべき業務の確認（優先順位をつける）／52
★経営資源が限られる非常事態の発生時においても、継続するべき「重要な業務」を選定します。

【Ⅳ－3　重要業務の把握】参照

Ⅳ－3　重要業務の把握／62
　⑴重要業務の把握はなぜ必要か／63
　⑵優先する業務の考え方／64
　⑶重要業務としてやるべきこと／64
　　①災害時に新たに発生する業務／65
　　1）BCPを推進する本部の設置／65
　　2）患者の安全確保／65
　　3）院外患者の受け入れ／66
　　4）他院への搬送／67
　　5）職員の安否確認／67
　　6）建物・設備の被害への対応／67
　　　ⅰ）建物　ⅱ）設備・医療機器
　　7）在庫状況の確認と不足分の調達／68
　　8）患者情報の確保／68
　　②平常時からの継続業務／69
　　1）入院患者への対応／69
　　2）外来診療対応／69
　　3）手術・検査など／70
　⑷縮小、あるいは一時休止を検討すること／70
　⑸重要業務の開始時間／70

■Ⅲ－3－⑸代替戦略（欠ける資源をどのように補うか）をBCPに落とし込む／53

★非常事態により、事業継続にとって不可欠な継続資源が足りなくなった、なくなった場合に、それらの経営資源をどのように代替するかを検討し、BCPに具体的に落とし込みます。

【Ⅴ　病院機能の確保と診療の継続】参照

Ⅴ　病院機能の確保と診療の継続／73
1　職員の確保／74
　⑴初動対応の重要性／74
　　①激しい揺れへの対応／74
　　②大きな揺れがおさまってからの行動／75
　　　1）負傷者への対応／75
　　　2）初期消火／75
　　　3）津波からの避難／75
　　　4）自院の建物からの避難／76
　　③職員が自宅にいる場合の安全確保／76
　⑵安否確認と参集可能人数の確認／76
　　①安否確認システムで集約する項目／76
　　　1）職員の状況／77
　　　2）参集可能な時間（選択肢は医療機関ごとに決める）／77
　　②安否確認システムの集計／77
　　③参集可能人数による事業継続体制の構築／78
　　　1）重要業務の優先順位に従って職員を再配置する／78
　　　2）職員の代替可能性を向上させておく／78
　　　3）支援チームの要請／79
2　建物の確保／79
　⑴目視による確認／80
　⑵応急危険度判定／80
　⑶建物の被災状況確認後の対応／80
　　①医療サービスの提供継続が難しい場合／80
　　②医療サービスの提供を継続する場合／81
3　設備・医療機器の確保／81
　⑴被災後の対応／81
　⑵エレベーターへの対応／82
4　ライフラインの確保／82
　⑴被災前の対応／82

(2)被災後の対応／83
　①使用可否の確認／83
　②電力消費の管理／83
5　医薬品の確保／84
(1)平常時における準備の重要性／84
　①設備や備品などに関する防災対策／84
　　1）薬品棚の固定など／84
　　2）危険物質などの保管／85
　　3）盗難防止対策／85
　②停電に対する備え／85
　　1）調剤機器／85
　　2）冷所保存の医薬品／86
　③日常業務の中で留意するべきこと／86
　④関係機関との協議／86
　⑤医薬品の備蓄／87
(2)地震発生後の対応／87
　①被災状況の確認／87
　②医薬品ニーズの確認／87
　③医薬品業者への発注／88
　④その他／88
6　情報システムの確保／88
(1)医療情報システム稼働のための対策／89
(2)医療情報システムが稼働できない場合の対策／89

★このほか、BCPを被災時に活用できる、より実践的なものとするため、以下について検討します。

Ⅵ　実効性の高いBCPのための備え／91
1　トリアージ／92
(1)トリアージの意義／92
(2)トリアージをBCPの観点から考える／92
2　受援計画／97
(1)医療機関の受援計画とは何か／97
(2)受援計画で押さえておくべきこと／98
3　教育および訓練／102
(1)教育／102
(2)訓練／107
4　情報伝達と外部機関との連携／118
(1)情報伝達／118
(2)連携／120

はじめに

　これまで日本は多くの自然災害に見舞われてきました。ここ10年ほどでも2011年に東日本大震災、そして2016年には熊本地震が起こり、その後も大きな地震による被害が続いています。また、近年は台風や豪雨に見舞われる頻度が増え、その場合の被害も激甚化しています。

　医療機関も例外ではなく、病棟・医療機器への被害、また電気・ガス・水道などライフラインの途絶に加え、職員の欠勤により医療サービスの提供を縮小、あるいは中止せざるを得ない事態に陥ったところが多くありました。

　現在、その発生が懸念されている首都直下地震や南海トラフ巨大地震は、いつ、どのような形で発生するのかを正確に予測することはできず、またその発生を抑えることもできません。そしてこれらの地震は、ひとたび発生すると、甚大な被害をもたらすことが想定されています。

　その一方で、医療機関は、地震だけではなく様々な自然災害に加え、大規模火災や感染症など不測の緊急事態が発生した場合でも、患者に対する医療サービスを提供し続けることが求められます。

　しかし、緊急事態が発生した際、つまり被災後は、あらゆる経営資源がなくなる、あるいは不足するとともに、対応するべき患者の数は増え、その状態が続くことから、医療サービスの提供を継続することが難しくなります。

　そのような状況に陥らないためには、これまでの防災計画だけではなく、医療サービスの提供を継続できるBCP（事業継続計画）を策定し、的確に運用することが極めて重要です。

　本稿では、緊急事態が起こった場合でも、その被害を最小限に抑えるとともに、速やかに診療機能を復旧させるためのBCPを策定する手順を解説します。

　BCPの策定について悩む医療機関の方にとって、本稿が少しでもお役に立つことを祈っています。

I BCPとは何か

1　BCP（事業継続計画）とは何か ……………………… 16

(1)BCPが導入された背景〜防災計画からBCPへ ……………… 16

(2)BCPとは何か ……………………………………………… 17

　①BCPを発動させる事象は自然災害に限らない …………………… 17

　②まず、医療サービスを中断させないことが重要である ………… 17

　③可能な限り短い時間で復旧させるための方針、体制、

　　そして手順書である ……………………………………………… 18

(3)BCPが目指すこと ……………………………………… 18

2　医療機関におけるBCPの重要性 ……………………… 19

(1)医療機関におけるBCPの重要性 ……………………………… 19

(2)今、なぜBCPが求められているか ………………………… 19

　①国の要請 …………………………………………………………… 19

　②発生が懸念される巨大な自然災害 ……………………………… 20

　③新たな危機事象 …………………………………………………… 22

　④複合災害への対応 ………………………………………………… 22

Ⅰ　BCPとは何か

1　BCP（事業継続計画）とは何か

(1)BCPが導入された背景〜防災計画からBCPへ

　これまで医療機関が、地震や台風などの自然災害に備えるという観点で取り組んできたのが、防災計画です。そしてこの防災計画への取り組みは、1995年に起こった阪神・淡路大震災が大きな契機となっています。

　当時の厚生省は、阪神・淡路大震災の翌年である1996年に「災害時における初期救急医療体制の充実強化について」を各都道府県に示しました。ここでは、災害時における医療機関の基本的な考え方として、「被災地内の医療機関は自らも被災者となるものの、被災現場において最も早く 医療救護を実施できることからその役割は重要なものである」と述べており、医療機関は災害後においても、速やかに医療サービスを提供することが求められています。その後、全国の医療機関の積極的な取り組みもあり、災害拠点病院を中心に、多くの医療機関で防災計画の策定が進みました。

　しかし、2011年に発生した東日本大震災では、病棟に大きな損傷があり診療が継続できない、また建物や設備に被害がなかった場合でも、職員が参集できない、さらに電気・ガス・水道などのライフラインが途絶するなどの事態に見舞われ、医療サービスが提供できない医療機関が多くありました。

　防災計画は、医療機関にとっても非常に重要なものですが、それは文字どおり、災い（わざわい）を防ぐ、そして災害による被害を減らすための計画です。つまり、地震などの災害から患者や職員の命を守り、病棟や医療機器の被害を軽減することを目的とするものです。

　しかし、災害に見舞われた医療機関にとって、防災計画だけでは十分な備えといえません。例えば、従来の医療機関における防災関連マニュアルには、被災した場合に行う措置や初動対応についてはある程度記載されていますが、いわゆる不測の事態に対して準備する内容が足りないと考えられます。なぜなら、医療機関は災害

に見舞われた後、平常時とは比較できないほど多くの患者が来院する状況にもかかわらず、残された経営資源で医療活動を提供し続けることを求められるからです。

　そこで、登場するのが、一般企業でも多く採用されている「事業継続計画：BCP（Business Continuity Plan）」（以下、BCP）です。

⑵BCPとは何か

　内閣府の「事業継続ガイドライン－あらゆる危機的事象を乗り越えるための戦略と対応－」（内閣府・防災担当：平成25年8月改定）で、BCPは次のように定義されています。

> 　大地震等の自然災害、感染症のまん延、テロ等の事件、大事故、サプライチェーン（供給網）の途絶、突発的な経営変化など不測の事態が発生しても、重要な事業を中断させない、または中断しても可能な限り短い時間で復旧させるための方針、体制、手順等を示した計画のことを事業継続計画（Business Continuity Plan, BCP）と呼ぶ。

　BCPとは何かを理解するにあたっては、次の3点を押さえておきましょう。

①BCPを発動させる事象は自然災害に限らない

　医療機関が、大地震や台風に見舞われて甚大な被害が発生した場合には、医療サービスを提供する能力が低下します。そこで業務遂行に必要な職員や医療機器類などの経営資源を守り、その資源を的確に活用して事業を継続する手順書であるBCPを発動させることが必要です。

　しかし、医療機関において事業を中断させる事象として想定されるものは、地震・台風といった自然災害だけではありません。新型インフルエンザなどの感染症のまん延や、大規模な事故など、いわゆる不測の事態と呼ばれる緊急事態が発生した場合にも対応できる計画を目指しています。

②まず、医療サービスを中断させないことが重要である

　BCPというと、その名前から、「中断してしまった事業を復旧させて継続するための計画」と考えるかもしれません。もちろん、「中断してしまった事業を復旧させて継続する」ことは非常に重要な要素ですが、その前にまず、医療サービスを中断させないことが重要です。

　そのためには、自らの医療機関の弱点を洗い出し、それを事前に補うべく準備しておく、つまり医療機関としての機能維持のための備えが求められます。

③可能な限り短い時間で復旧させるための方針、体制、そして手順書である

　BCPの目指すところは、中断した事業を可能な限り短い時間で復旧させることです。特に、医療機関は、災害等が起こった場合に、自らが被災しているにもかかわらず、対応するべき患者の数が平常時より増え、その状態が続きます。

　増加した医療需要に適切に対応するためにも、医療サービスの提供開始は速やかにできるように体制を整えておくことが重要です。

(3)BCPが目指すこと

　BCPを策定する目的は、重要な事業を中断させない、または中断しても可能な限り短い期間で復旧させることですが、そのイメージは（図1）のようになります。

　医療機関における重要な事業の一つに「外来」があり、それを支える業務としては、受付や診療、検査、処置、会計などがあります。

■図1　BCP（事業継続計画）イメージ

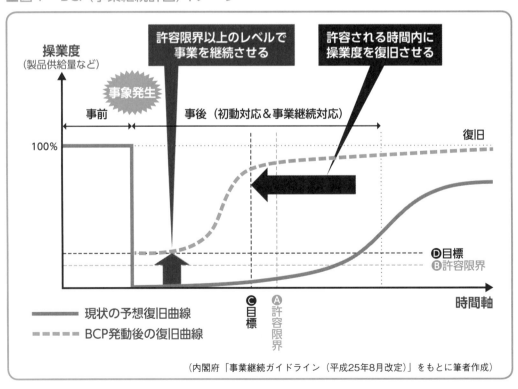

（内閣府「事業継続ガイドライン（平成25年8月改定）」をもとに筆者作成）

一方、医療機関には災害などの発生によって、外来という事業が停止、あるいは相当程度その操業度が低下した場合でも、それが許容される時間の限界（図1のA）と、操業レベルの限界（図1のB）があります。

そこで医療機関は、時間の許容限界より早く「目標復旧期間」（図1のC）を設定し、操業レベルの許容限界より高く「目標復旧レベル」（図1のD）を設定するとともに、BCPを的確に運用することで事業の復旧を進めます。

2 医療機関におけるBCPの重要性

(1)医療機関におけるBCPの重要性

2011年3月に起こった東日本大震災では、東北地方を中心とする広い範囲で、甚大な被害が発生しましたが、医療機関もその例外ではありませんでした。診療が可能な医療機関は、平常時の数倍もの負傷者が搬送されたため、電気・ガス・水道の復旧までに長期間を要するなど多くの課題を抱えながら診療継続を余儀なくされました。

大地震はもちろん、さまざまな災害が発生した際、医療機関において事業を継続することの難しさは、自らが被災しているにもかかわらず、対応するべき患者の数が平常時より増え、その状態が続くことにあります。

医療機関は、経営資源の多くが欠ける、あるいは不足する中でも、これまで医療従事者の高い職業意識と献身的な努力によって、医療サービスを提供し続けてきました。

そうした経緯を踏まえ、これからはBCPを策定し、それを的確に運用することによって、被災後も速やかに医療機能を復旧させ、事業を継続することでその社会的責任を果たすことが求められています。

(2)今、なぜBCPが求められているか

今、さまざまな理由から、医療機関におけるBCPの策定が求められています。

①国の要請
1）「国土強靱化政策大綱」

　「国土強靭化政策大綱」（平成25年12月17日、国土強靭化推進本部）でも、大規模災害等の発生後に企業が果たすべき役割として、「国の経済活動を維持し迅速な復旧・復興を可能とするのは、政府や地方公共団体はもとより、個々の企業における事業活動の継続確保の有機的な積み重ねである」と記載されています。

　これまでの大きな地震や水害において、多くの企業や組織が被害を受け、その結果として機能停止に陥った事例が続いています。これらの緊急事態が起こっても、自らが生き残るとともに、社会や顧客に対して商品供給やサービス提供を続けるためにもBCPを策定することが重要です。

2）「災害時における医療体制の充実強化について」

　「災害時における医療体制の充実強化について」（平成24年3月21日医政発第0321第2号厚生労働省医政局通知）において、「医療機関は自ら被災することを想定して災害対策マニュアルを作成するとともに業務継続計画の作成に努める」ことを求めています。

　しかし、現状では、医療機関側がその準備を整えているとはいえません。厚生労働省が、2019年5月の「救急・災害医療提供体制等の在り方に関する検討会」で発表した、全国の病院を対象に実施したBCP策定状況の調査の結果によると、2018年12月時点で全病院の4分の3がBCPを策定していませんでした。また、災害拠点病院でも、BCPの策定が都道府県による指定要件となっているにもかかわらず、調査時点において策定していないところが約3割となっていました（その後の追加調査によると、2019年7月時点では、策定完了予定・指定返上予定の各1病院を除き、すべての災害拠点病院がBCPを策定しています）（図2）。

②発生が懸念される巨大な自然災害

　現在、首都直下地震や南海トラフ巨大地震の発生が懸念されており、それらの災害については、東日本大震災の発生後、2011年から2013年にかけてその被害想定が大きく見直されています。

　また、地球温暖化の影響もあり、台風の発生頻度や発生した場合の規模もこれまでにないものとなっています。それに伴い、ハザードマップの見直しや「避難勧告等に関するガイドライン」の改定なども順次進んでいます。

　これらの新たな被害想定やさまざまな見直し・改定を踏まえて、BCPの策定および見直しを行うことが必要です。

■図2　病院のBCP策定状況調査結果について

調査の概要

　平成30年台風第21号、平成30年北海道胆振東部地震等において、長期の停電や断水により病院の診療継続が困難となる事態が生じた。そのため、平成30年12月1日時点でのBCPの策定状況について調査を行った。（調査①）

　この結果を踏まえ、未回答又は未策定と回答した災害拠点病院に対して、BCPの策定が必須となる令和元年4月1日時点の策定状況について再調査を行った。（調査②）

調査①の結果

	総数	回答数	未回答数	回答率	BCP策定有り	割合	BCP策定無し	割合（※3）
災害拠点病院	736	690	46	93.8%	491	71.2%	199	28.8%
救命救急センター（※1）	7	6	1	85.7%	4	66.7%	2	33.3%
周産期母子医療センター（※2）	79	68	11	86.1%	21	30.9%	47	69.1%
上記以外の病院	7,550	6,530	1,020	86.5%	1,310	20.1%	5,220	79.9%
全病院	8,372	7,294	1,078	87.1%	1,826	25.0%	5,468	75.0%

※1　災害拠点病院を含まない。
※2　災害拠点病院及び救命救急センターを含まない総合・地域周産期母子医療センターの和。
※3　回答数に対するBCP策定無しと回答した病院の割合。

調査②の結果

　調査①で未回答又は未策定と回答した245の災害拠点病院に対して、追加調査を行った。その結果、平成31年4月1日時点でBCP策定済みである災害拠点病院は241病院であった。

　残りの4病院については、

・令和元年6月に策定を完了：1病院

・令和元年7月に策定を完了：1病院

・令和元年8月2日に策定を完了（予定）：1病院

・令和元年中に指定を返上（予定）：1病院

という結果であった。

（厚生労働省「病院の業務継続計画(BCP)策定状況調査の結果」（令和元年7月31日）より）

③新たな危機事象

　医療機関の事業継続を危うくする事象は、大地震や台風だけではありません。自然災害に限ってみても、津波や、洪水、竜巻や火山噴火なども考えられます。

　また、2009年から2010年にかけて流行した新型インフルエンザなどの感染症、テロ等の事件、また情報セキュリティなど、これまではあまり考えられなかった危機事象が起こり得ることを踏まえ、いわゆる「想定外」の事象が発生した場合にも、現実的な対応ができるようにしておくことが望まれます。

④複合災害への対応

　これまでも、地震や台風に見舞われた後、避難所で感染症が流行することがありましたが、今後、複数の災害がほぼ同時並行的に起こることも考えられます。

　夏場など台風が頻発する季節に地震が発生する、あるいは浸水被害が長引く中で感染症がまん延するなど、同時期に複数の災害が起こった場合にも、策定したBCPを的確に運用することで、機動的に事業復旧を進めることが求められます。

Ⅱ 防災計画とBCP

1　防災計画とBCPの関係 ································· 24

⑴ **防災計画とBCPはセットで考える** ························· 24

⑵ **防災計画とBCPのポイント** ···························· 24

　①目的 ··· 26

　②考慮すべき事象 ··· 26

　③活動・対策の範囲 ······································· 27

2　防災計画の基本を押さえる ························ 27

⑴ **3つの重要原則** ·· 27

　①生き残ることを最優先する ······························· 28

　②とにかく着手し、見直し・改善する ······················· 28

　③優先順位をつける ······································· 28

⑵ **自院における災害リスクを考える** ······················ 29

　①防災基本計画 ··· 29

　②ハザードマップ ··· 29

　③ハザードマップの入手方法 ······························· 30

　④ハザードマップの例 ····································· 30

　⑤ハザードマップの活用 ··································· 31

⑶ **事前準備** ·· 31

　①地震に対する事前準備 ··································· 31

　②水害に対する事前準備 ··································· 38

Ⅱ 防災計画とBCP

1 防災計画とBCPの関係

(1)防災計画とBCPはセットで考える

　医療機関は従来から、災害時に備えて避難訓練を実施したり、消火活動の訓練を行ったりという防災活動に取り組んでいます。

　まず、このような防災活動とBCPはどのような関係にあるのか確認しておきます。

　実際に地震などの自然災害に見舞われた際には、医療機関は中断した診療業務を復旧させて継続することになります。しかし、その段階で、職員の多くがケガをして職場に戻れない、あるいは病棟や医療機器に大きな損傷を受けたとしたらどうでしょう。また、職員や病院の建物への被害が軽微なものであっても、例えば、電気・ガス・水道などのライフラインが途絶えた状況で医療サービスは提供できるでしょうか。

　中断した診療業務を復旧させ継続することの成否は、被災時に職員や建物・医療機器、そしてライフラインなどの経営資源がどれだけ残されているかに大きく左右されます。

　防災計画は、災害による被害を減らすための計画ですから、被災時にも患者や職員の命を守り、病棟や医療機器の被害を軽減することを目指します。そして、BCPによって、災害によってもたらされるさまざまな不測の事態を乗り越えて、医療サービスを復旧させ、継続させることになります。

　防災計画とBCPの関係は、文字通り、車の両輪のように密接な関係にあり、その両者を適切に運用していくことが重要です。

(2)防災計画とBCPのポイント

　防災計画とBCPのそれぞれの特徴を比較すると（図1）のようになります。

■図1　医療機関における防災計画とBCP（事業継続計画）の関係

	防災計画	BCP
主な目的	●患者や職員の身体・生命の安全確保 ●病棟や医療機器など物的被害の軽減	●身体・生命の安全確保に加え、優先的に継続・復旧すべき重要業務の継続または早期復旧
考慮すべき事象	●医療機関がある地域で発生することが想定される災害	●自院の事業中断の原因となり得るあらゆる事象で、それが災害であるかどうかを問わない
重要視される事象	●死傷者数・損害額を最小にすること ●患者・職員の安否を確認し、被災者を救助・支援すること ●被害を受けた医療機関を早期復旧すること	●防災計画において重要視される事項に加え、以下を行う ・重要業務の目標復旧時間、目標復旧レベルを達成すること ・経営および利害関係者への影響を許容範囲内に抑えること ・医療機関として生き残ること
活動・対策の範囲	●自院および同一医療法人の関連施設など	●防災計画における活動・対策範囲に加え、医療サービス提供上依存関係のあるところ ・医薬品・医療資器材の調達先 ・食事・警備業務などの委託先など
取り組みの主体	●総務課、施設課、医事課など防災関連部門を中心に取り組む	●経営者を中心に、防災関連部門および各診療部門が横断的に取り組む
検討すべき戦略・対策	●医療機関の損害抑制と被災後の早期復旧の対策（耐震補強、備蓄、二次災害の防止、救助・救援、復旧工事　など）	●現地復旧戦略（防災計画の対策と共通する対策が多い） ●代替戦略（代替事業者の確保、設備の二重化　など）

（内閣府「事業継続ガイドライン（平成25年8月改定）」をもとに筆者作成）

①目的

　まず、防災計画とBCPでは、その目指すところ、つまり目的が異なります。

　防災計画は、患者・職員の生命、そして医療機関の建物・設備など、事業を継続するにあたって必要な経営資源を守ることが目的です。

　一方、BCPは医療機関が地震などの緊急事態に見舞われた場合に、残された経営資源を使ってどのように医療サービスを提供し続けるか、また一部の診療機能しか提供できない場合は、どの診療科目からどの程度再開させ、いつまでに目標とする水準まで回復させるかを計画するものです。

　つまり、医療機関は防災計画によってその経営資源を守り、その上で、BCPを的確に運用することにより、医療サービスを復旧し継続していきます。

②考慮すべき事象

　医療機関がリスクとして考慮するべきことは、地震や台風などの自然災害リスクに始まり、事故リスク、感染症リスク、人事・労務リスク、そして情報セキュリティリスクなど多岐にわたります。

1）防災計画の場合

　防災計画の目的は、災い（わざわい）、つまり災害による被害を減らすことです。

　一般的には、その医療機関が見舞われる可能性のある災害ごとに計画を策定します。例えば、地震が起こったときの防災計画、あるいは台風に見舞われたときの防災計画という形です。

　「医療機関がある地域で発生することが想定される災害」ということは、逆に、その地域では発生する可能性がない災害については、防災計画を策定する必要はありません。

　内陸にある都道府県の医療機関は、海岸線から遠く離れているわけですから、津波を対象とした防災計画はいらないという意味です。

2）BCPの場合

　一方、BCPでは、事業を中断させる原因が災害であるかどうかを問いません。ある事象の結果として、医療機関の事業が混乱する、あるいは中断する可能性があれば、その事象は、BCPにおいて考慮する事象となります。

　海岸線から遠く離れた地域に位置する医療機関は、津波を対象とした防災計画を策定する必要がないと説明しました。しかし、自院が直接津波による影響を受

けない場所にあったとしても、自院が医薬品や医療資器材を調達している事業者が津波に影響を受ける地域にあれば、当該事業者が津波の影響を受け、「医薬品を出荷できない」ということが起こり得ます。このような場合は、BCPを策定する際に津波についても考慮する必要があります。

その原因が地震であろうと、台風であろうと、その結果として職員が出勤できず、あるいは、病棟が損傷を受け、医療サービスが提供できないことに対して、どのように診療を復旧させ、継続していくかに焦点を当てBCPを策定します。

③活動・対策の範囲

1）防災計画の場合

防災計画を策定するにあたり考慮すべき事象は、「医療機関がある地域で発生することが想定される災害」ですから、防災活動の範囲も、同じ地域に位置する自らの医療機関と同一医療法人の関連施設を対象とすればよいでしょう。

2）BCPの場合

BCPの目的は、非常事態に見舞われた場合でも、医療サービスを提供し続けることです。つまり、医療サービスを継続するために必要な物やサービスを提供してくれている事業者についても、BCPの活動・対策の範囲となります。

例えば、自院が医薬品や医療資器材を調達している先、また給食業務、受付業務、そして警備業務などを委託している先が災害に見舞われ、それらの物やサービスを提供できなくなると、自院の医療サービス継続にも大きな影響が出るからです。

2　防災計画の基本を押さえる

(1)3つの重要原則

いざ、防災計画を策定すると決めても、何から手をつけていいのか、また何が重要ポイントなのか、迷うことが多いかもしれません。

防災計画の策定にあたっては、3つの重要原則があります。

①生き残ることを最優先する

　防災計画の目的は、患者・職員の生命、そして医療機関の建物・設備などの経営資源を守ることですが、何よりもまず人命の安全確保を最優先します。

　被災時に生き残っている職員の数が少ないと、その後の復旧作業、さらには医療サービスの継続などが難しいものとなります。逆に生き残っている職員の数が多ければ、被災後のさまざまな活動を円滑に進めることが可能です。

　職員やその家族が生き残ることが、医療機関の生き残りにもつながります。

　「命あっての物種（ものだね）」ということわざにもあるとおり、まさに、職員の命があってこそ初めて、災害に見舞われた後にもやるべきことができます。

②とにかく着手し、見直し・改善する

　首都直下地震や南海トラフ巨大地震の発生が懸念されており、またスーパー台風の襲来も想定されているということもあり、防災対策の策定は医療機関にとって非常に重要なものとなります。

　しかし、防災計画をなにか特別に難しいことと考えて着手できていない医療機関もあるのではないでしょうか。日常業務に余裕ができたら、あるいは次年度になったら、と防災計画の策定を先延ばしにしていると、文字通り「手遅れ」、つまり策定前に大災害に見舞われることになりかねません。

　初めから完璧な防災計画を目指す必要はなく、まずは病棟の耐震診断や防災備蓄の準備など、できるところから手をつけ、それを少しずつレベルアップしていくことから始めればよいと思います。

　最初に策定した防災計画に基づいて、避難訓練や安否確認訓練などを行うことで、不備な点や足りない項目を見つけ出し、それを改善していくことによって、医療機関の防災力向上を目指せばよいのです。

③優先順位をつける

　災害発生時は、職員や医療機器、そして電気・ガス・水道というライフラインなど経営資源の多くが、欠けたり、失われたりします。

　医療機関は、このように医療サービスを提供するための前提条件に大きな支障が出ている状況において、平常時より多くの患者に対応する必要があります。

　日頃より多くの業務を限られた職員数で進めることはできませんから、どの業務から優先的に取り組むかを防災計画策定時に決めておき、実際に被災した際は、その優先順位に従い、やるべきことを実行しましょう。

　大災害のような緊急事態においては、平常時であれば「できること」であって

も、それが優先順位の低い業務であれば、「あえてやらない」ことが重要です。

⑵自院における災害リスクを考える

現在、首都直下地震や南海トラフ巨大地震の発生が懸念されていることはすでに説明したとおりですが、その他にも近年は熊本地震、北海道胆振東部地震など大きな地震が相次いで起こっています。

また、日本列島は台風の通り道に沿うように位置しており、降雨量は梅雨時、そして夏から秋にかけての台風シーズンに多くなります。

その結果、日本列島は、地震や台風、豪雨などに毎年のように見舞われています。

防災計画は、自院がある地域で発生する災害ごとに策定することが求められていることから、さまざまな災害の中で、自院がどのような災害の被害を受けるかを理解した上で準備を進めることが重要です。

①防災基本計画

防災基本計画は、災害対策基本法第34条に基づき中央防災会議が作成するもので、国の防災分野において最上位の計画です。そして、この防災基本計画をもとに、都道府県および市町村は地域防災計画を策定します。

この防災基本計画では、「防災業務計画(注1)及び地域防災計画において重点を置くべき事項」を定めていますが、その「3．住民等の円滑かつ安全な避難に関する事項」においてハザードマップの作成と活用を求めています。

> （注1）「防災業務計画」
> 　指定行政機関はその所管業務に関して、また指定公共機関はその業務に関して、防災に関する計画を策定すること、また毎年検討を加えること、そして必要があると認めるときは修正することが、災害対策基本法により規定されています。

②ハザードマップ

日本は、地震・津波、そして台風や豪雨などの多くの災害に見舞われてきましたが、それらの記録や大規模なデータなどから、これまでの災害でどれくらいの範囲で被害が生じたのか、またその被害の大きさはどれくらいのものであったのかがわかれば、効果的な災害対策を構築することが可能です。

　そこで、登場するのがハザードマップという地図です。ハザードマップは、「地域防災計画ガイドライン」（平成26年３月、内閣府（防災担当））で、次のように説明されています。

　　　ハザードマップとは、災害による被害を予測し、その被害範囲を地図化したものです。予測される災害の発生地点、被害の拡大範囲及びその程度、避難経路、指定緊急避難場所、指定避難所等の情報を地図上に図示します。災害発生時にハザードマップを利用することにより、地域住民等は、迅速・的確に避難を行うことが可能になります。

③ハザードマップの入手方法

　ハザードマップは、多くの自治体の場合、そのホームページや防災担当課の窓口で入手することができます。

　また、「国土交通省ハザードマップポータルサイト」[注2]は、各自治体が作成したハザードマップとリンクされており、地震、水害などさまざまなハザードマップを、地域ごとに閲覧することができます。

　　（注２）「国土交通省ハザードマップポータルサイト」
　　　●https://disaportal.gsi.go.jp/

④ハザードマップの例

　ハザードマップは、それぞれの自治体が作成するものですから、自治体によってその形や様式は異なります。一般的には、ハザードマップの利用方法やその地域で起こることが想定される災害の解説、災害時の避難場所など、住民の安全を守るための情報が記載されています。

　例えば、東京都大田区の場合は、「大田区ハザードマップ（震災編）」（図２→32頁）、「大田区ハザードマップ（風水害編）」（図３→34頁）などを発表しています。

　「震災編」は、「火災の被害想定」、「建物倒壊の被害想定」、「液状化可能性マップ」、そして「津波ハザードマップ」のように、より細分化した形で起こり得る被害の内容を示しています。

　また、「風水害編」でも、「多摩川の氾濫」と「高潮の被害」と想定を変えて、起こり得る被害を説明しています。

⑤ハザードマップの活用

　ハザードマップは、住民が災害に備えることを目的としていますが、住民だけではなく、その自治体に所在する医療機関が防災計画を立てるにあたっても重要な役割を果たします。

　近隣河川が氾濫した際に、自院が浸水することが想定されている場合は、想定されている浸水深に応じた対策を講じる必要があります。たとえ、想定される浸水深が浅いもの、例えば、0.3メートル未満であっても地下フロアは浸水し大きな被害が発生します。

　建物の地下にCTやMRIなどの主要検査装置が設置されている場合は、浸水による損傷で使用できなくなります。

　さらに、地下に機械室を設置し、そこに電気設備（自家用発電設備、エレベーター関係設備等）、受水槽などが置かれていると、院内のライフラインが途絶することになります。

　このように、ハザードマップから自院で想定される被害の内容を踏まえて、対策を進めます。

(3)事前準備

　防災計画は、災害による医療機関での人的・物的被害を最小限にするためのものですから、その活動は災害が起こる前に行うべきものです。

　実際に、大地震や大きな台風に見舞われてしまうと、事後に「被害がなかったことにする」ことはできません。つまり、災害発生前にどれだけ準備ができるかが重要なポイントになります。

　「地震による人的・物的被害を最小限にする事前準備」と、「水害による人的・物的被害を最小限にする事前準備」は異なります。

　ここでは、それぞれの事前準備の方法を考えます。

①地震に対する事前準備

１）建物に関する事前準備

　大きな地震、例えば、震度6強や震度7の揺れに見舞われた場合、その場でできることは自分自身の安全を確保するなど非常に限定的なものになります。少なくとも大きな揺れによる建物への被害をなくすことはできません。

　医療機関の病棟では多くの職員が仕事をしており、またそこには患者や家族が多くいます。もし、それらの建物が一棟でも地震によって倒壊した場合、職員や

■図2　「大田区ハザードマップ（震災編）」

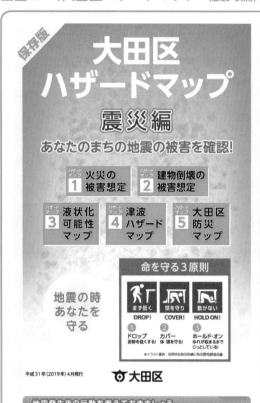

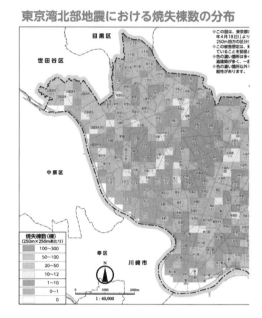

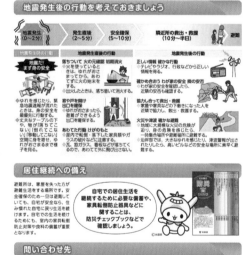

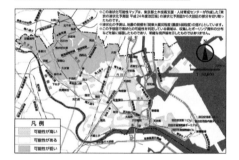

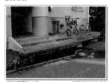

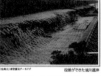

ご被害が大きくなる可能性があります。

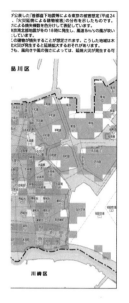

ず公表した「首都直下地震等による東京の被害想定（平成24
、「火災risk による建物被害」の分布を示したものです。
だよる焼失棟数を色分けして表記しています。
防災地震被害想定の18年に発生し、風速8m/sの風が吹い
にしています。
この建物が倒壊することが想定されます。こうした地域は木
火災が発生する延焼拡大するおそれがあります。
ぎも、風向きや風の強さによっては、延焼火災が発生する可

ハザードマップ 2　建物倒壊の被害想定　色の濃い地域ほど被害が大きくなる可能性があります。

東京湾北部地震における全壊建物棟数の分布

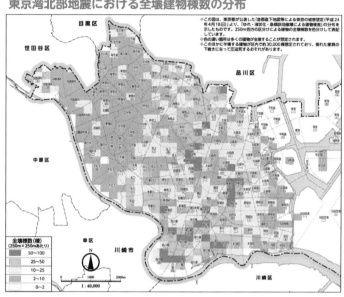

●この図は、東京都が公表した「首都直下地震等による東京の被害想定（平成24
年4月18日）」より、「ゆれ・液状化・急傾斜地崩壊による建物被害」の分布を
示したものです。250m四方の区切りによる建物の全壊棟数を色分けして表記
しています。
●色の濃い箇所ほど多くの建物が全壊することが想定されます。
●このほかに半壊する建物が区内で約30,000棟想定されており、倒れた家具の
下敷きになって圧死するおそれがあります。

全壊棟数（棟）
（250m×250mあたり）
- 50～100
- 25～50
- 10～25
- 2～10
- 0～2

1：40,000

ハザードマップ 4　津波ハザードマップ　大田区における津波の被害は、元禄型関東地震（水門開放時）の場合が最大で、
次に被害が大きいのは東京湾北部地震（水門開放時）の場合だと予想されています。

東京湾北部地震（水門開放時）の津波浸水シミュレーション

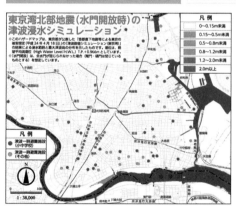

凡例
- 0～0.15m未満
- 0.15～0.5m未満
- 0.5～0.8m未満
- 0.8～1.2m未満
- 1.2～2.0m未満
- 2.0m以上

●このハザードマップは、東京都が公表した「首都直下地震等による東京の
被害想定（平成24年4月18日）」の「津波浸水シミュレーション（東京湾）」
の結果による浸水範囲と最大津波高の分布を示したものです。潮位は、朔
望平均満潮位（High Water Level：H.W.L.）T.P.＋0.96mとしています。
●（参考情報）は、水門が閉じられなかった場合（閉門・樋門は開放している
ものとする）を想定しています。

凡例
- ● 津波一時避難施設（小中学校）
- ● 津波一時避難施設（その他）

1：38,000

元禄型関東地震（水門開放時）の津波浸水シミュレーション

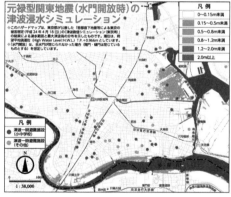

凡例
- 0～0.15m未満
- 0.15～0.5m未満
- 0.5～0.8m未満
- 0.8～1.2m未満
- 1.2～2.0m未満
- 2.0m以上

●このハザードマップは、東京都が公表した「首都直下地震等による東京の
被害想定（平成24年4月18日）」の「津波浸水シミュレーション（東京湾）」
の結果による浸水範囲と最大津波高の分布を示したものです。潮位は、朔
望平均満潮位（High Water Level：H.W.L.）T.P.＋0.96mとしています。
●（参考情報）は、水門が閉じられなかった場合（閉門・樋門は開放している
ものとする）を想定しています。

凡例
- ● 津波一時避難施設（小中学校）
- ● 津波一時避難施設（その他）

1：38,000

津波一時避難施設

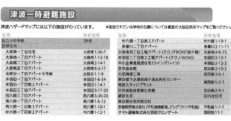

津波ハザードマップには以下の施設がのっています。　※指定されている学校の位置については裏面の大田区防災マップをご覧ください。

※平成30年8月現在

区分	所在地域	名称	所在地域	名称	所在地域
区立小中学校	39校	仲六郷一丁目第3アパート	仲六郷1-19-1	株式会社存報製作所羽田事務所	南六郷3-11-1
区営住宅		多摩川二丁目アパート	多摩川2-11-11	UR都市再生機構	
大森東一丁目住宅	大森東1-36-7	大森南四丁目工場アパート（テクノFRONT森ヶ崎）	大森南4-6-15	南六郷一丁目	南六郷1-29
大森南一丁目アパート	大森南1-12-18	本羽田二丁目第2工場アパート（テクノWING）	本羽田2-12-1	シャレール羽田	西糀谷3-23-8
大森南二丁目アパート	大森南2-14-1	中小企業者賃貸住宅ウイングハイツ	本羽田2-12-2	アミティ南六郷	南六郷3-18-1
大森南五丁目アパート	大森南5-3-17	京浜島会館	京浜島2-10-2	京浜島会館	京浜島6-1
北糀谷一丁目アパート9号棟	北糀谷1-1-9	大田清掃工場	京浜島3-6-1	東京スーパーエコタウン協議会城南島地区	
本羽田一丁目アパート	本羽田1-6-24	東京都下水道局森ヶ崎水再生センター	城南島5-2-1	株式会社ゼリーフム	城南島3-2-9
本羽田二丁目第1アパート	本羽田1-14-1	南部スラッジプラント		高俊興業株式会社	城南島3-2-15
本羽田二丁目第2アパート	本羽田3-17-20	京浜島勤労者厚生会館	京浜島2-9-1	株式会社アルフォ	城南島3-3-2
西六郷五丁目住宅	西六郷3-30-20	都営住宅	区内全住宅	成友興業株式会社	城南島3-3-3
南六郷一丁目アパート	南六郷1-6-12	京急電鉄株式会社（平和島機械場、ビッグファン平和島）	平和島1-1-1	株式会社リサイクル・ピア	城南島3-4-3
仲六郷一丁目第2アパート	仲六郷1-12-1	ヤマト運輸株式会社羽田クロノゲート	羽田旭町11-1	バイオエナジー株式会社	城南島3-4-4

地震が発生したら、
テレビやラジオなどで
津波の情報を
確認しましょう

（「大田区ハザードマップ（震災編・2019年4月発行）」より）

■図3　「大田区ハザードマップ（風水害編）」

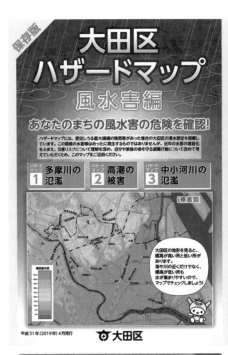

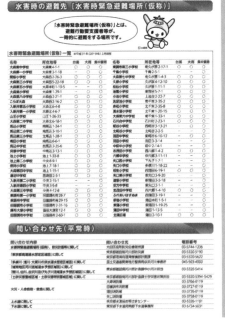

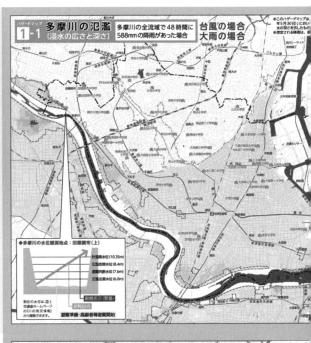

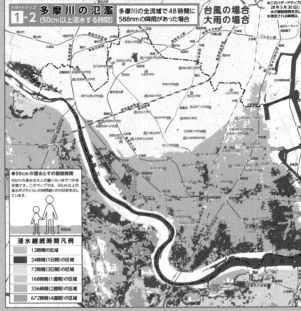

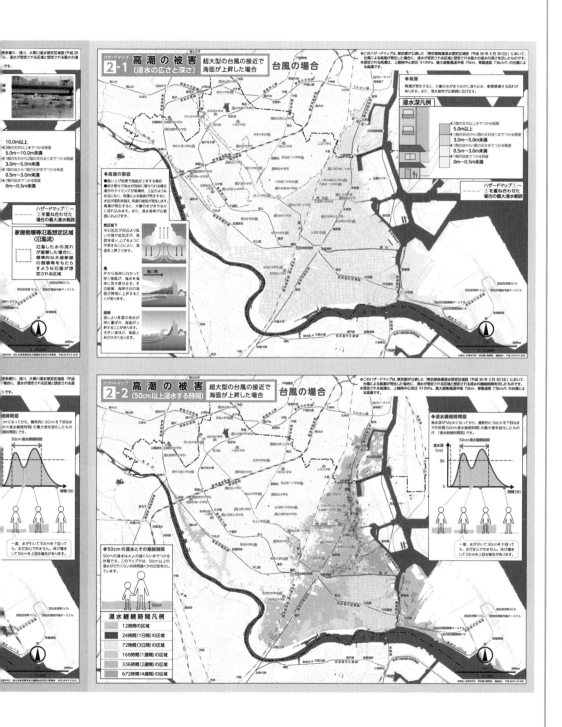

（「大田区ハザードマップ（風水害編・2019年4月発行）」より）

患者・家族が負傷・死亡するなどして大きな被害が発生します。たとえ倒壊しなかった場合でも、半壊や大きな亀裂によって使い続けることができなければ、その後の医療サービス提供は難しくなります。

　当然のことながら、揺れによって建物が倒壊した場合、その後にいくら費用を投入しても、その倒壊をなかったことにはできませんから、事前の対応が極めて重要です。

ⅰ）耐震診断と耐震化工事

　自院の病棟が大きな揺れに耐えられるかどうかは、外観を見ただけでは判定できません。医療機関の建物が十分な耐震性を持っているかどうかは、外部の専門家による耐震診断を受けて確認することが必要です。その上で、必要に応じた耐震化工事を実施することで、自院の建物の耐震性を高めることが重要です。

　これは、多くの患者を預かり、また災害時にはさらに多くの患者に対応することを求められる医療機関が担うべき社会的責任といえます。

ⅱ）耐震基準

　医療機関の建物は、その建物が建てられた時点の建築基準法で定められた耐震基準に従い建設されていますが、その耐震基準は、その後の地震被害から得られた知見や科学技術の進歩の結果、変わります。

　しかし、耐震基準が変わった場合でもさかのぼって適用されませんから、改正前に建設された建物は、改正後の新しい耐震基準を満たさないことになります。

　1981年に改正された建築基準法（新耐震基準）では、耐震基準が強化されていますので、それより前に建設された建物においては、新耐震基準より耐震性が低いものが多いと考えられます。また、1981年以降に建設された建物でも、次のような理由で耐震性が低くなっていることも考えられますから、耐震診断を受け、適切な耐震強化を行うことが推奨されます。

	●老朽化している
耐震性が低く なっている理由	●増築時に壁や柱の一部を撤去している
	●これまで、床上・床下浸水、火災、地震などの被害に見舞われている
	●造成地、埋立地などに建設されている
	●大きな吹き抜けがある　　　　　　　　　　　　　など

　また、国や自治体によっては、医療機関を対象とした耐震化促進事業が行われ、耐震化工事に必要な費用の一部が補助されていますので、確認して活用するとよいでしょう。

iii）耐震基準は必要十分か

　新耐震基準では、医療機関が極めてまれな地震（震度6強から震度7程度）に見舞われた場合、病棟の倒壊を防ぎ、その中にいる職員や患者・家族の人命を守ることを目標としています。

　言い換えれば、医療機関の病棟が新耐震基準を満たしていても、震度6強から震度7程度の地震に遭遇すると、ひび割れやタイル・コンクリートの剥離（はくり）などある程度の被害が起こる可能性があります。

　この点を十分理解した上で、当該建物を継続して使用できない場合の対策を検討しておくことも重要です。

2）医療機器・什器備品など

　医療機関が大地震に見舞われて病棟が倒壊しなかったとしても、病棟内にある医療機器やキャビネット・書棚などの什器備品には被害が発生します。

　医療機器・什器備品は、固定されていないと、移動する、あるいは転倒します。また、書棚やキャビネットの上に置かれたものや机の上のパソコンなども、落下する可能性があります。そこで医療機器や什器備品については、移動防止、転倒防止、そして落下防止対策を講じる必要があります。

　具体的な対策例には、次のようなことが考えられます。

（事務系オフィス）	●書棚・キャビネットは壁・床に固定する
	●書棚・キャビネット等の上に物は置かない
	●机上のパソコン等は、粘着マットで固定する
	●キャスター付の複合機はストッパーをかける
	●キャビネットにガラスが入っている場合は、飛散防止フィルムを貼る　　　　　　　　　　　　　　　　　など
（画像撮影室）	●CT、MRIなどは、患者が乗る台と撮影部がずれないようにする（それぞれをアンカーなどで適切に固定する）
	●モニター類は、落下対策として粘着マットで固定する　　　　　　　　　　　　　　　　　　　　　　　　　など
（診察室）	●医療機器・什器備品は転倒・落下対策を講じる
	●机の引き出し類は施錠できるものにする
	●ワゴン類はキャスターをロックする　　　　　　など

　地震対策としての「固定」は、医療機器・什器備品を動きにくくするものですから、平常時の使い勝手とは必ずしも両立しません。実際の使用状況を踏まえる必要がありますから、現実離れした対策とならないように医療職・看護職などと連携しつつ、対策を講じる必要があります。

②水害に対する事前準備

　水害は、事前準備という観点からみると、地震と大きく異なります。

●水害の発生時期は予測することができる

　地震は、その発生時期を事前に予測することはできません。現在、日本のどこで地震が起こってもおかしくないという状況の中で、ある日突然、地震は発生します。

　これに対して、台風や集中豪雨に伴う水害は、それが発生する時期を予測することが可能です。

　例えば、多くの台風は赤道付近の海上で発生しますが、それが日本列島に影響を及ぼす可能性が高くなると、テレビ・ラジオなどで報道が始まります。そして、さらに台風が日本列島に近づくと、上陸の可能性、そして上陸した場合に影響を受ける地域などの詳細が伝えられるようになります。

　そこで、自院が当該台風の影響を受けることが分かった段階で、被害を最小限にするための準備を進めることが求められます。

●水害に対して脆弱な場所がわかる

　古くから「水は高きより低きに流れ」と言われていますが、これは水害が発生する地域を予測できることを意味します。つまり、堤防が決壊する、あるいは高潮や内水氾濫が起こった場合、流れ出た水は、高い土地から低い土地に流れ、その場所にたまります。

　自治体が公表している「洪水ハザードマップ」や「高潮ハザードマップ」には、過去の大規模水害のデータなどをもとに、実際に水害が発生した場合にどのくらいの範囲で被害が出るのか、またその際の浸水深がどのくらいか等の情報が示されています。

　これまで発生した水害を振り返ってみると、「水害ハザードマップ」で浸水危険地域とされている場所と、実際の水害で浸水した場所の多くの部分が重なっています。これは、流れ出た水が、高い場所から低い場所に流れ、そこにとどまった結果であることを反映しています。

　自院が水害に見舞われる可能性の高い場所にある場合は、その浸水被害想定を前提にした準備を行う必要があります。

1）建物に関する事前準備

i）医療機関の拠点選定

　　新たに医療機関を開設する、あるいは分院を開設するような場合、ハザードマップ上で浸水の可能性が高い場所を避けることができます。

　　近年、洪水や内水氾濫などの水災害が増えており、またその被害も甚大化していますので、開設場所がそこでなければならないという特別な事情がなければ、別の場所を探すことも検討しましょう。

　　また、新たな拠点として浸水の可能性が高い場所を選択しなくてはならない場合は、盛り土をするなどの対策を講じることも必要です。

ii）すでに浸水の可能性が高い場所に医療機関が位置している

　　自院がすでに浸水する可能性が高い場所に位置している場合は、想定されている浸水深に応じた準備を進める必要があります。

　　たとえ想定されている浸水深が浅いもの、例えば、0.3メートル未満であっても、地下階は浸水することになり、大きな被害が発生します。特に、地下フロアに機械室を設け、そこに自家用発電設備、エレベーター関係設備、また受水槽などを置いていると、建物内のライフラインが途絶しますから注意しましょう。

　止水板や土のうなどを準備することにより、ある程度までの浸水深には耐えることができますが、限界があります。増改築などの機会をとらえて、地下に設けている電気設備などを上階に移すことも検討するとよいでしょう。

２）台風などが接近する前に準備すること

　ニュース報道などにより、自院が台風などの影響を受けることが分かった段階で、次のような準備を進めます。

台風などへの 事前準備	●側溝や排水溝を点検し、水はけをよくする
	●土のうの準備
	●止水板の準備
	●電子機器類の高所への移動
	●ガラス窓に飛散防止フィルムを貼る　　　　など

　なお、これらの作業のうち建物の外で行うものは、風雨が強まってから行うと危険ですから、台風が近づく前に終えておきましょう。

　また、災害備蓄は、台風が接近してから行うものではなく、平常時から行うことを推奨します。台風が近づくと、多くの人が対策に必要な物資を購入することから、市場からなくなることも考えられるからです。

III BCP策定の基本

1 医療機関がBCPを策定する際の前提 …………… 42

(1)医療サービスに対する需要が急増し、その需要は
　　長期間続く ……………………………………………… 42

(2)医療機関の経営資源は不足し、その状態も続く ………… 42

(3)自院が担うべき医療機能を踏まえる必要がある ………… 43

(4)自院が医療サービスを提供できない事態もあり得る ……… 44

2 BCPを策定する目的とその推進体制 ………… 44

(1)BCPを策定する目的 …………………………………… 44
　①患者・職員の命を守り、医療機関の建物・設備を守る ……………… 44
　②医療サービスを継続する ………………………………………… 45
　③医療提供体制を平常時の水準に戻す …………………………… 45

(2)BCPの推進体制 ………………………………………… 45
　①推進体制の枠組み ……………………………………………… 45
　②医療機関におけるBCPの推進体制例 ………………………… 47

3 BCP策定の流れ ……………………………… 50

(1)BCPの目的と推進体制 ………………………………… 51

(2)被害想定を理解する（世の中はどうなるか）…………… 51

(3)自院の被害を確認する（自院はどうなるか）…………… 52

(4)継続するべき業務の確認（優先順位をつける）………… 52

(5)代替戦略（欠ける資源をどのように補うか）をBCPに
　　落とし込む …………………………………………… 53

Ⅲ　BCP策定の基本

1　医療機関がBCPを策定する際の前提

　医療機関だけではなく、一般の企業においても、大地震やスーパー台風などの自然災害、感染症のまん延、そして大事故などに備えて、BCPを策定する動きが加速しています。

　一般的に、BCPを策定する目的は、人命の安全確保、物的被害の軽減、そして重要な事業の早期復旧・継続ですが、医療機関についてもその考え方は同じです。

　しかし、一般の企業と医療機関では、BCPを策定するにあたっての前提が大きく異なります。医療機関がBCPを策定する場合は、次の点に留意する必要があります。

(1)医療サービスに対する需要が急増し、その需要は長期間続く

　大地震などのBCPを発動する事象が起こると、多くの死傷者が発生します。

　最初は、軽症者が自ら、あるいは家族に付き添われて医療機関に来ますが、次第に、建物倒壊や火災による重症者が救急搬送されるようになります。

　また災害後、時間の経過とともに、服薬の中断から慢性疾患が悪化した患者や感染症の患者が来院することになります。さらにその後は、避難所や仮設住宅での生活、生活再建の不安、就労や学業の困難に起因するメンタルヘルスにも対応する必要が出てきます。

　このように、医療サービスへの需要は、災害後、急激に増加するとともに、長期間継続することになるため、医療機関はそれに対応できる準備が求められます。

(2)医療機関の経営資源は不足し、その状態も続く

　医療サービスを提供するためには、医師・看護師・臨床検査技師などの職員、病棟や医療機器・医薬品、そして電気・ガス・水道というライフラインなどの経営資

源が必須です。

　しかし、大地震などが起こると、それらの経営資源が欠ける、あるいは不足することになり、その状態も長期間続きます。

(3)自院が担うべき医療機能を踏まえる必要がある

　国は、限られた医療資源を有効に活用し、質の高い医療を実現するため、「疾病・事業及び在宅医療に係る医療体制」を構築しています。これを踏まえ、都道府県は「5疾病・5事業および在宅医療」(注1)ごとに必要となる医療機能を担う医療機関を明示し、地域における切れ目のない医療サービスの提供を目指しています。

　地域において、自院が特定の医療機能を担っているような場合は、それが災害時であっても、地域を支えるために当該機能が失われないように対策を構築しておくことが必要です。

　例えば、災害拠点病院は、地域の医療機関を支援する機能を有するとともに、重症・重篤な傷病者を受け入れるなど、災害時の医療救護活動において中心的な役割を担うことが求められています。このため、災害拠点病院では、2017年度からBCPの策定が義務づけられており、既存の災害拠点病院においては、2019年3月までの猶予期間内に整備を完了することが求められています（策定状況については20頁参照）。

（注1）「5疾病・5事業および在宅医療」

　「5疾病・5事業および在宅医療」とは、医療法で規定されている、都道府県の医療計画において記載する事項であり、「5疾病」と「5事業」については、それぞれ下表のとおりです。

5疾病	●がん　●脳卒中　●心筋梗塞等の心血管疾患　●糖尿病 ●精神疾患
5事業	●救急医療　●災害時における医療　●へき地の医療 ●周産期医療　●小児医療

　各都道府県が医療提供体制を確保するにあたり、特にこの「5疾病・5事業および在宅医療」については、①疾病または事業ごとに必要となる医療機能を明確化した上で、②地域の医療機関がどのような役割を担うかを明らかにし、さらに、③医療連携体制を推進していくことが求められています。

⑷自院が医療サービスを提供できない事態もあり得る

　大地震に見舞われた直後、医療機関は策定したBCPに基づき、緊急時における初動対応を進め、それから順次、医療サービスの復旧と継続を行います。

　しかし、実際に首都直下地震や南海トラフ巨大地震クラスの地震が発生した場合、想定していた水準を超える建物被害やライフラインの長期途絶が発生するなど、医療サービスを継続するにあたり非常に過酷な事象が起こることも考えられます。

　そこで、自院および地域の他病院の被災状況、そして残された経営資源（職員、建物、医療機器、そしてライフラインなど）を勘案して、自院が与えられた役割をどれくらい果たせるかの態勢確認をすることが重要です。

　そして、災害に対する準備を進めていたとしても、自院の被害が病棟倒壊などにより想定以上に大きく、医療サービスの継続が難しいと判断される場合もあり得ることを理解しておく必要があります。

　災害発生後、自院において医療サービスを提供できないと判断される場合は、患者の受け入れを中止し、入院患者を速やかに転院させる手配が求められます。そして、これらの手順を円滑に進めるためには、平常時から、地域における医療連携を通じて「お互いに顔の見える関係」を構築しておくことも大切です。

2　BCPを策定する目的とその推進体制

⑴BCPを策定する目的

　医療機関がBCPを策定するにあたっては、まず都道府県の地域防災計画や地域医療計画を踏まえ、自院がその医療圏で果たすべき役割を反映させることが重要です。

　医療機関の社会的責任を考慮すると、BCPを策定する目的は、次のとおりです。

①患者・職員の命を守り、医療機関の建物・設備を守る

　まず、医療機関の中にいる患者や職員の命を守ることが最優先です。

　そして、被災後に医療サービスを中断させず、さらに継続するために、医療機関の建物や設備などを守ることも求められます。

　職員の命、そして医療機関の建物・設備は、医療サービスを提供するために必要

な経営資源ですから、この目的の達成具合が、医療機関の事業をどの程度復旧・継続できるかという点を大きく左右します。

②医療サービスを継続する

　医療機関が地震などの大災害に見舞われた場合、医療機関がある地域において多数の死傷者が発生しますから、医療機関にはそれらの負傷者を患者として受け入れることが求められます。

　そして、その医療サービスに対する需要は、時間の経過とともに増加し、長期間継続しますから、医療機関は受け入れた患者に対して、医療サービスを提供し続ける必要があります。

③医療提供体制を平常時の水準に戻す

　大災害の発生直後は、職員、建物・設備の被害、そして医療資器材の不足により、すべての医療サービスを、平常時と同じ水準で提供することは難しいと考えられます。

　災害当初は、外科や整形外科への患者が多く、その後は内科など他の診療科への患者も増えるなどの医療需要の変化も踏まえた上で、最終的には平常時と同様の医療提供体制に戻すことを目指します。

(2)BCPの推進体制

①推進体制の枠組み

　医療機関におけるBCPは、それを推進する体制を構築することが重要です。しかしその体制は、必ずしも一から作り上げる必要はありません。

　すでに立ち上がっている体制、例えば、防災体制や危機管理体制などをもとに構築することでよいでしょう。いたずらに新しい体制を作ると、それぞれの体制の間での連携や調整に時間がかかるなど、機動力に欠け、実効性に乏しい活動になり兼ねません。

　そして、BCPの推進体制を構築する際は、次の３点を押さえておくことが大切です。

1) 経営責任者がトップとなる

　医療機関のBCPの推進体制は、必ず経営責任者がトップとなり、リーダーシップを発揮する体制であることが必須です。それは、BCPを推進する過程で、重要

な決断を速やかに行う必要があるからです。

　例えば、病棟の耐震化工事、自家用発電設備の導入、また医療資器材の備蓄などには多額のコストがかかりますが、それらの投資を行うかどうか、また実行する場合にもその優先順位をどうするかは、経営責任者が判断しなければなりません。

　また、実際に大災害が起こった時には、どの診療科目を優先して復旧させるか、さらに診療科目間で職員をどのように融通しあうかなど、部門を横断した調整も必要になってきます。

　これらの決定は、経営責任者自らが行い、BCPを推進していくことが求められます。

2）推進体制には、各部門からのメンバーを含める

　災害発生時には、平常時に行う業務に加え、復旧作業など災害発生時に行うさまざまな業務に対応する必要があります。しかも、職員や医療資器材、さらには各種ライフラインが停止している状況の中での業務ですから、各部門の協力が必要です。病棟と外来はもちろん、検査部、放射線部など、各部門が連携してこそ、BCPが的確に運用できます。

　推進体制全体の事務局部門は、総務課や医事課が担うことになりますが、総務課だけ、あるいは医事課だけでBCPを運用していては実効性が伴いません。医療機関内の各部門から幅広い人材が参加する体制を組むことが望ましいでしょう。

3）代行順位や権限移譲について決めておく

　BCPの推進体制においては、必ず、それぞれの役割の代行順位や権限移譲のルールを決めておくことが求められます。具体的には、BCPの推進体制で、メンバーが不在の場合に、その欠員を誰が埋めるのかとともに、その代行者に権限が委譲されることをあらかじめ決めておくことです。

　それは、大災害が発生した際、医療機関の職員全員が無事であるという保証はありませんし、また無事であったとしても、さまざまな事情から出勤できないという可能性があるからです。

　例えば、本部長を務めるべき院長が不在であれば副院長が、さらに副院長も不在の場合は、本部メンバーである各診療部門長のうち最上席の医師が本部長を務める、といったルールです。

　そして、代行者となる新たな本部長には、本来院長に与えられている権限が委譲されるという仕組みを作っておくことになります。

②医療機関におけるBCPの推進体制例

　医療機関におけるBCPの推進体制は、これまでに構築されている防災体制などを踏まえて立ち上げますから、それによっていくつかのパターンが考えられます。

　ここでは、中規模の医療機関と小規模の医療機関の２つのパターンを紹介します。

1）中規模の医療機関の体制
〜診療部門と後方支援部門の２本柱で推進する

　一定数の職員がいる中規模の医療機関の場合は、医療機関全体を診療部門と後方支援部門の２つの機能に分けて、BCPを推進していきます（図１）。

ⅰ）診療部門

　災害時には、すべての診療科において経営資源が限られることから、この体制では、診療部門全体を一つのまとまりと考えて運営することで効率化を図り、医療サービスの提供に集中して取り組みます。

　その診療部門のトップを医療局長が務め、その下に、内科や外科などの各診療科がぶら下がる形で医療サービスを提供し続ける体制です。

　それぞれの診療科目の運営は、各診療科の部門長がリードして進めますが、看護師不足のように診療科目を横断する問題については、医療局長が中心となって解決することになります。

　また、医療機器の故障や医療資器材の調達など、診療部門だけでは対応が難しいことについては、次に示す後方支援部門にその対応を依頼します。

ⅱ）後方支援部門

　基本的には、患者の診察・治療という医療サービスそのもの以外の業務について、後方支援部門で対応します。また、全診療部門に関係する業務や診療部門だけでは手が回らないことは、後方支援部門が対応する形で進めます。

　この後方支援部門は、必要とされる機能別にチームを編成し、総務・医事・管理部門の職員をメンバーとして割り当てます。

　この体制では、医療機関全体を、細かいチームに分け、それぞれのチームが決められた役割を果たす形となりますから、被災時にも、ある程度の職員がそれぞれのチームに残っていることが求められます。

　職員数がそれほど多くない小規模の医療機関でこの体制を組むと、細分化され

■図1　BCP推進の院内体制（中規模の医療機関）

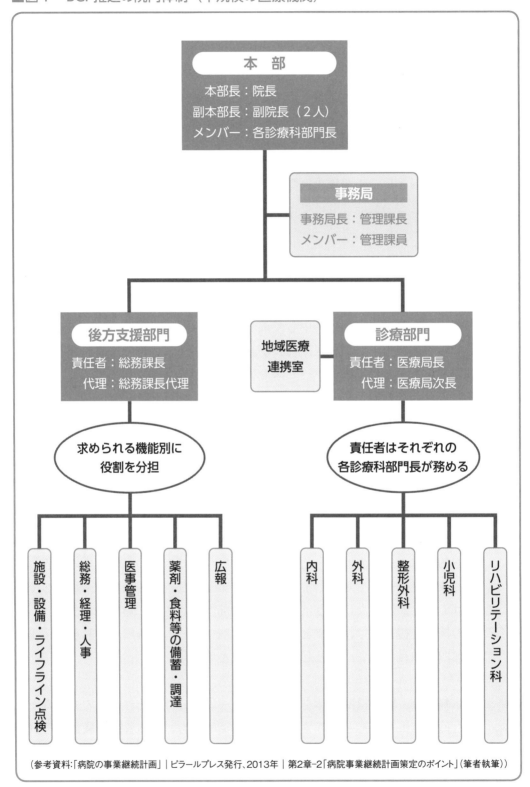

（参考資料:「病院の事業継続計画」｜ピラールプレス発行、2013年｜第2章-2「病院事業継続計画策定のポイント」（筆者執筆））

たチームによっては、災害発生後に職員が不足し、あるいは全くおらず、機能が果たせないという事態も起こりかねません。

　小規模な医療機関の場合は次に示すような、通常時の体制を踏まえた体制とします。

2）小規模の医療機関の体制
〜医師部門、看護部門、事務部門のそれぞれで平常時の体制を前提として推進する

　小規模の医療機関の場合、体制を細分化すると災害時に職員数を確保できず機能を果たせないことが考えられますから、平常時の体制を大きく変えずにBCPを推進します（図2）。

ⅰ）医師部門・看護部門

　各診療科ごとの職員数が少ない医療機関では、それぞれの診療科が独立して動くと、かえって診療科ごとの機能が果たせないことが考えられることから、医師部門・看護部門が連携することでBCPを推進する体制とします。

■図2　BCP推進の院内体制（小規模の医療機関）

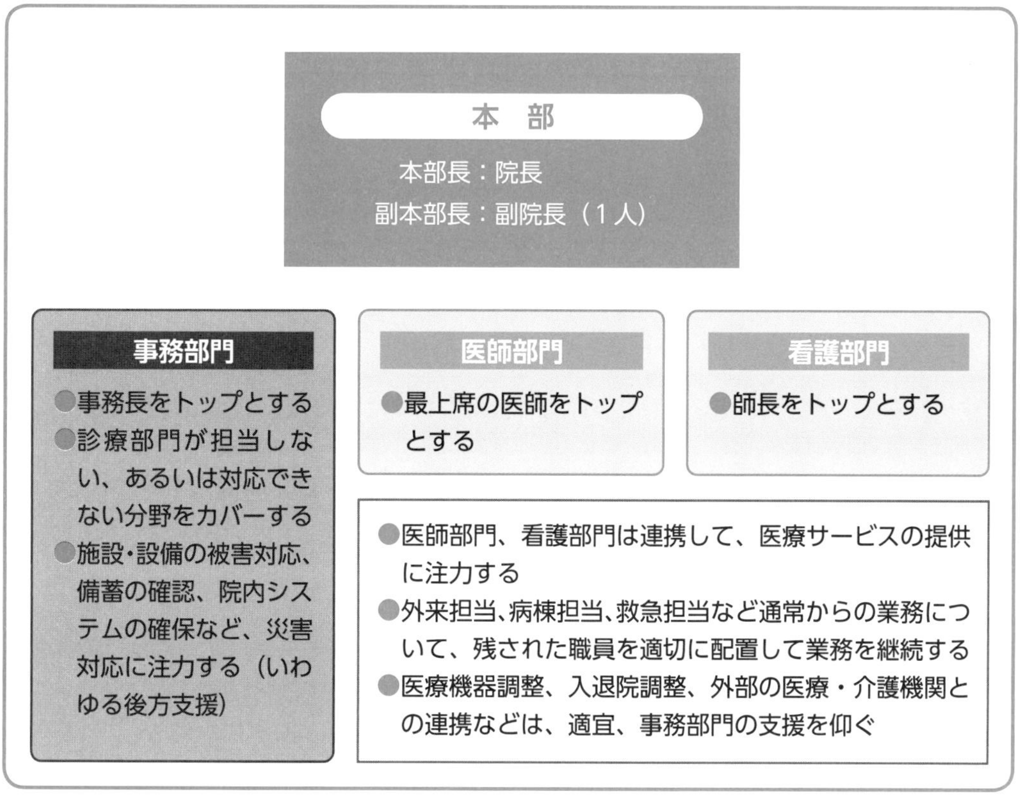

本　部

本部長：院長
副本部長：副院長（1人）

事務部門
- 事務長をトップとする
- 診療部門が担当しない、あるいは対応できない分野をカバーする
- 施設・設備の被害対応、備蓄の確認、院内システムの確保など、災害対応に注力する（いわゆる後方支援）

医師部門
- 最上席の医師をトップとする

看護部門
- 師長をトップとする

- 医師部門、看護部門は連携して、医療サービスの提供に注力する
- 外来担当、病棟担当、救急担当など通常からの業務について、残された職員を適切に配置して業務を継続する
- 医療機器調整、入退院調整、外部の医療・介護機関との連携などは、適宜、事務部門の支援を仰ぐ

　災害発生時において医療機関で勤務できる医師・看護師を必要な業務、つまり、病棟担当、外来担当などに振り分けて医療サービスを提供していきます。

　そして、医療機器の修理、自治体や外部の医療機関との連絡・調整などは、次に示す事務部門の支援を仰ぐ形とします。

ⅱ）事務部門

　小規模な医療機関の場合、医師・看護師などの診療部門が対応できないこと、あるいは対応することになっていても手が回らないことについて、事務長、あるいは総務課長などを中心として、機動的にカバーしていきます。

　建物・設備の被害確認とその後の修理・調整、また電子カルテやオーダリングシステムの確保など、災害復旧にも注力することになります。

3　BCP策定の流れ

　医療機関においてBCPを策定することを決めても、どこから手を付けてよいのか迷ってしまう場合も多いでしょう。

　ここでは、まずBCPを策定する際の全体の流れを確認します（図3）。そして、それぞれの流れの具体的な手順は、次章「Ⅳ　BCPの策定」で説明します。

■図3　BCP策定の流れ

❶ BCPの目的と推進体制

❷ 被害想定を理解する（世の中はどうなるか）

❸ 自院の被害を確認する（自院はどうなるか）

❹ 継続するべき業務の確認（優先順位をつける）

❺ 代替戦略（欠ける資源をどのように補うか）をBCPに落とし込む

⑴BCPの目的と推進体制

どのような組織でも、BCPを策定する場合は、その目的と推進体制を明確にしておくことが重要です。

前項「2　BCPを策定する目的とその推進体制」を踏まえ、医療機関においても、まずBCPを策定する目的を明確にし、それを全職員で共有することからBCPの活動をスタートさせましょう。

⑵被害想定を理解する（世の中はどうなるか）

BCPの目的は、医療機関が地震や水害などの非常事態に見舞われた場合でも、医療サービスを提供し続けることです。

そこで、そのような非常事態に見舞われた際、社会はどのような被害状況に陥るのか、つまり世の中はどうなるのかを理解し、その上で、さまざまな準備を進めることが重要です。

事業を中断させる非常事態は、自然災害に限りません。自然災害であろうと、感染症や大事故であろうと、ある事象の結果として医療サービスの中断が発生しうる状況になれば、医療機関はBCPを発動させて、事業の継続を目指すことになります。

ただし、本稿では次の理由から、「首都直下地震」を例にとって、被害想定を考えていきたいと思います。そうすることによって、最悪のシナリオも踏まえた上で、対策を講じることが可能となるためです。

首都直下地震の例	●首都直下地震が発生した場合、職員などの人、建物・設備などの物、そして電気・ガス・水道などのライフラインといった、あらゆる経営資源が不足する、あるいは欠ける
	●首都直下地震が発生した場合、被害を受ける範囲とその程度が甚大である

首都直下地震が発生したときに、その被害の様相がどうなるかについては、国（内閣府中央防災会議）や地方自治体が発表している被害想定を参考にするとよいでしょう。

本稿では、2013年12月に中央防災会議から発表された「首都直下地震の被害想定と対策について（最終報告）」を使って説明します。

⑶自院の被害を確認する（自院はどうなるか）

　首都直下地震が発生した場合、広範囲において甚大な被害が発生すると想定されていますが、医療機関が押さえておくべき点は、自院の職員や建物・設備、そして電気・ガス・水道などのライフラインにどのような被害が出てくるかを確認することです。

　つまり、それらの想定される被害が、自院で医療サービスを提供するにあたり、どのような支障をもたらすかを明らかにします。

　もちろん自院の被害想定を立てても、その想定どおりになるとは限りません。しかし、その被害に基づいて自院の弱点を理解し、その上で医療サービスを継続するための対策を検討しておき、実際に被災時には、より現実的な対応をとることが大切です。

⑷継続するべき業務の確認（優先順位をつける）

　一般企業のBCPでは、「不測の事態が発生しても、『重要な事業』を中断させない、または中断させても可能な限り短い時間で復旧させる」ことを目指しています。

　ここでいう「重要な事業」とは、例えば、いくつかの製品群をもつ製造業の場合、その中でも最も売り上げ割合の高い製品、あるいは、最も重要な得意先向けの製品などが該当します。

　医療機関の場合をみると、「外来」と「入院」という機能別の区分が、一般企業でいう事業に該当すると考えられます。しかし、そのそれぞれが密接に関係していることから、本稿では、「外来だけ継続」、あるいは「入院のみ継続」とはせず、その両方の事業を継続する前提で、患者の生命を守るために必要とされる業務を、優先順位の高い「重要な業務」とします[注2]。

> （注2）　東日本大震災などの大災害においては、それぞれの医療機関の状況により、「外来の受け入れ制限」、「入院の受け入れ制限」、また「入院は完全に停止させ、継続処方など簡単な外来診療のみ行う」などの例もありました。

　この段階では、あらゆる経営資源が限られる大災害の発生時においても、医療機関として継続するべき「重要な業務」を、平常時に選定しておくことが求められます（図4）。

■図4 重要な業務の考え方

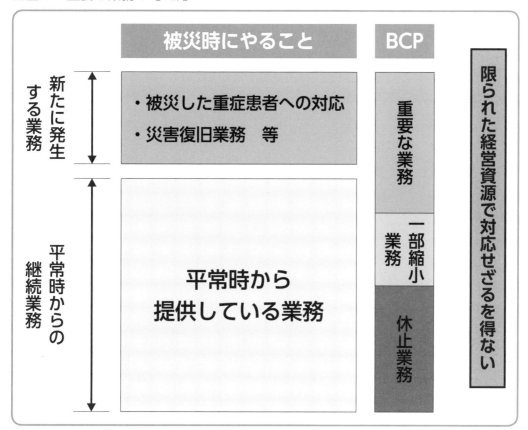

⑸代替戦略（欠ける資源をどのように補うか）をBCPに落とし込む

　首都直下地震が発生した場合でも、医療機関の職員、建物・設備、そして電気・ガス・水道というライフラインなど、すべての経営資源に被害がなければ、医療サービスを継続することは可能です。

　しかし、実際にそのような地震が起こると、経営資源の多くが欠けることになり、医療機関として事業を継続することが難しくなります。

　そこで、重要なことは、医療機関の事業継続にとって不可欠な経営資源が、足りなくなった、あるいはなくなった場合にそれらの経営資源をどのように代替するかを検討し、それをBCPの中に具体的に落とし込むことです。

Ⅳ BCPの策定

1　被害想定を理解する（世の中はどうなるか） ⋯⋯ 56

(1)想定する地震 ⋯⋯⋯⋯⋯⋯⋯⋯⋯⋯⋯⋯⋯⋯⋯⋯⋯⋯⋯⋯ 56

(2)首都直下地震における被害想定の概要 ⋯⋯⋯⋯⋯⋯⋯⋯⋯ 56

2　自院の被害を考える ⋯⋯⋯⋯⋯⋯⋯⋯⋯⋯⋯⋯⋯⋯⋯⋯ 60

(1)国や地方自治体が発表する被害想定に基づき
　　自院の被害を想定する ⋯⋯⋯⋯⋯⋯⋯⋯⋯⋯⋯⋯⋯⋯⋯⋯ 60

(2)自院の各経営資源に関する被害を具体的に想定する ⋯⋯⋯ 60

(3)被害想定を具体的数字で示すことが難しいこともある ⋯⋯ 61

①ライフラインの復旧見込み ⋯⋯⋯⋯⋯⋯⋯⋯⋯⋯⋯⋯⋯⋯⋯⋯ 62

②職員の参集可能割合 ⋯⋯⋯⋯⋯⋯⋯⋯⋯⋯⋯⋯⋯⋯⋯⋯⋯⋯ 62

3　重要業務の把握 ⋯⋯⋯⋯⋯⋯⋯⋯⋯⋯⋯⋯⋯⋯⋯⋯⋯ 62

(1)重要業務の把握はなぜ必要か ⋯⋯⋯⋯⋯⋯⋯⋯⋯⋯⋯⋯⋯ 63

(2)優先する業務の考え方 ⋯⋯⋯⋯⋯⋯⋯⋯⋯⋯⋯⋯⋯⋯⋯⋯ 64

(3)重要業務としてやるべきこと ⋯⋯⋯⋯⋯⋯⋯⋯⋯⋯⋯⋯⋯ 64

①災害時に新たに発生する業務 ⋯⋯⋯⋯⋯⋯⋯⋯⋯⋯⋯⋯⋯⋯ 65

②平常時からの継続業務 ⋯⋯⋯⋯⋯⋯⋯⋯⋯⋯⋯⋯⋯⋯⋯⋯⋯ 69

(4)縮小、あるいは一時休止を検討すること ⋯⋯⋯⋯⋯⋯⋯⋯ 70

(5)重要業務の開始時間 ⋯⋯⋯⋯⋯⋯⋯⋯⋯⋯⋯⋯⋯⋯⋯⋯⋯ 70

**4　代替戦略（欠ける資源をどのように補うか）
　　をBCPに落とし込む** ⋯⋯⋯⋯⋯⋯⋯⋯⋯⋯⋯⋯⋯⋯⋯⋯ 71

Ⅳ　BCPの策定

1　被害想定を理解する（世の中はどうなるか）

(1)想定する地震

　BCPは、地震や台風のような自然災害に限らず、感染症のまん延、テロ等の事件や大事故など、医療機関のサービス提供を中断させる可能性のあるすべての事象を対象としています。

　ただ、日本は世界の中でも地震の多い国であり、今後もひとたび発生すると甚大な被害をもたらす地震の発生が懸念されていることから、ここでは地震を例にとり被害想定の考え方を理解します。また大きな地震が発生すると、医療機関の職員、建物・設備、そしてライフラインというすべての経営資源が不足しますから、それに備えて準備をしておけば、その他の事象が起こった際にも対応が可能と考えられます。

　医療機関のBCPは、自院がある地域においてどのような地震が発生するかを踏まえ作成しますが、前述の通り本稿では、2013年12月に国の中央防災会議から発表された「首都直下地震の被害想定と対策について（最終報告）」を前提に検討します。

(2)首都直下地震における被害想定の概要

　「首都直下地震の被害想定と対策について（最終報告）」では、マグニチュード7クラスの都区部直下地震について、19のパターンをあげてその震度分布を示しています（図1）。その中から、首都中枢機能への影響や被災量が概ね最も大きくなる、都心南部直下の地震の被害想定を確認していきます。

　被害想定では、震度6強の大きな揺れにより多数の建物が倒壊するとともに、急傾斜地が崩壊することで家屋が損壊し、家屋の下敷きによる死傷者など多くの人的被害が発生します。

　また、家具の下敷きや、家屋が倒壊して出口がふさがれることによって、多くの

■図1　首都直下のM7クラスの地震の震度分布（19地震）

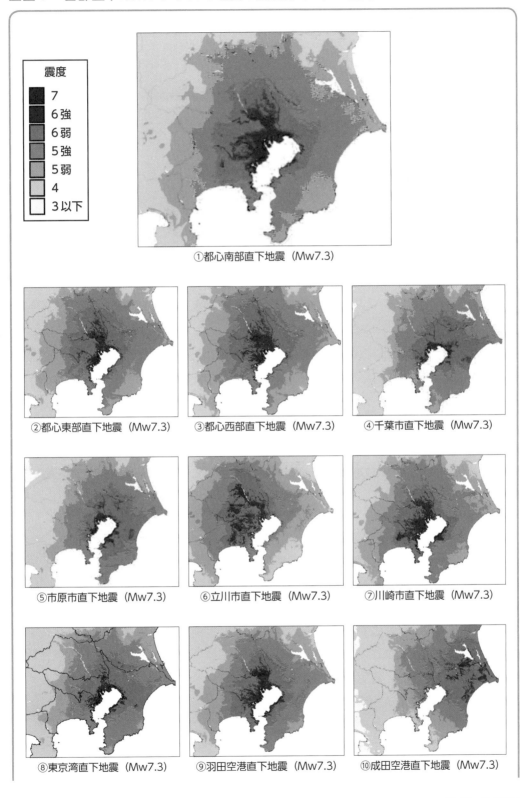

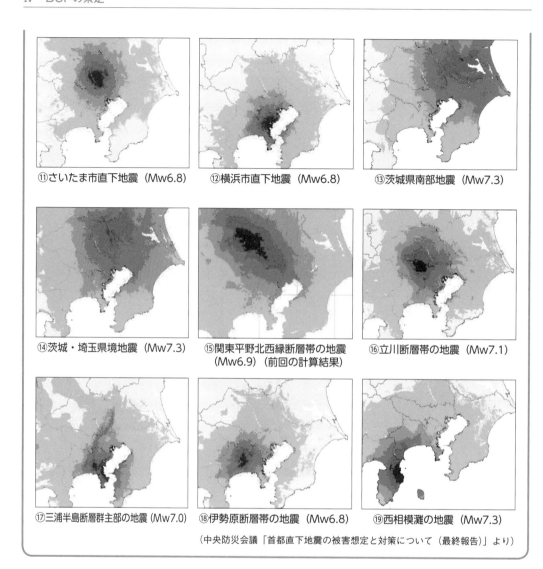

⑪さいたま市直下地震（Mw6.8）　⑫横浜市直下地震（Mw6.8）　⑬茨城県南部地震（Mw7.3）

⑭茨城・埼玉県境地震（Mw7.3）　⑮関東平野北西縁断層帯の地震（Mw6.9）（前回の計算結果）　⑯立川断層帯の地震（Mw7.1）

⑰三浦半島断層群主部の地震（Mw7.0）　⑱伊勢原断層帯の地震（Mw6.8）　⑲西相模灘の地震（Mw7.3）

（中央防災会議「首都直下地震の被害想定と対策について（最終報告）」より）

　人が自力脱出困難者となるにも関わらず、救命・救助活動が間に合わず、その後の火災・余震に伴う建物被害が起こり、死者が増えます。

　市街地では、火災が同時に多発する中で、大規模断水の影響もあり、消防力が追いつかず、大規模な延焼が起こり、その結果として多くの人的被害が発生します。

　電気・ガス・水道などのライフラインは、一定期間、その供給が止まり、生活に大きな支障がでます。固定電話、携帯電話、そしてインターネットにおいてもサービスの提供が難しくなります。

　主要な被害想定をまとめると（図2）のようになります。

　ここで示した被害想定は、あくまで想定の一つであり、実際の首都直下地震では必ずしもこの想定どおりの事象が発生するとは限りません。

■図2　首都直下地震による東京の被害想定（都心南部直下地震の場合）

震　度	●今後30年間に70％の確率で発生する（マグニチュード７クラス） ●断層の直上付近で震度６強、その周辺のやや広域の範囲で６弱（地盤の悪いところでは一部で震度７）
津　波	●東京湾内の津波高は１ｍ以下 ●震度６強の強い揺れが生じた場合、揺れや液状化により、海岸保全施設等が沈下・損壊する可能性があり、海抜ゼロメートル地帯では、短い時間で浸水することがある
揺れによる被害	●震度６強以上の強い揺れの地域では、特に都心部を囲むように分布している木造住宅密集市街地等において、老朽化している、あるいは耐震性の低い木造家屋等が多数倒壊する ●揺れによる全壊家屋：約175,000棟 ●建物倒壊による死者：最大約11,000人
火災による建物被害	●地震発生直後から、火災が同時、連続的に発生する ●地震による大規模な断水、交通渋滞による消防車両のアクセス困難、同時多発火災による消防力の分散等により大規模な延焼火災に至る ●地震火災による焼失：最大約412,000棟 ●建物倒壊等と合わせた焼失：最大約610,000棟
火災による死者	●同時に複数の地点で出火することによって四方を火災で取り囲まれる、あるいは火災旋風発生等により逃げ惑い等が生じ、大量の人的被害が出るおそれがある ●火災による死者：最大約16,000人 ●建物倒壊等と合わせた死者：最大23,000人
電　力	●発生直後は都区部の約５割が停電 ●供給能力が５割程度に落ち、１週間以上不安定な状況が続く
通　信	●固定電話・携帯電話とも、輻輳のため、９割の通話規制が１日以上継続 ●メールは遅配が生じる可能性 ●携帯基地局の非常用電源が切れると停波
上下水道	●都区部で約５割が断水し、約１割で下水道の使用ができない
交　通	●地下鉄は１週間、私鉄・在来線は１カ月程度、運行停止の可能性 ●主要路線の道路啓開には、少なくとも１～２日を要し、その後、緊急交通路として使用 ●都区部の一般道はガレキによる狭小、放置車両等の発生で交通麻痺が発生

しかし、医療機関はこのような過酷な事象が起こり得ることを踏まえた上で、医療サービスを提供し続けるために必要な対策を、検討することが求められます。そして、実際の被災時にはその状況に応じて軌道修正を行いつつ、より現実的な対策を講じていくことが重要です。

国や地方自治体が発表する被害想定では、地震が発生する季節や時間帯を複数示していることがあります。医療機関のBCPでは、地震の発生時間を職員数の少ない夜間にすることで、より厳しい条件下の対策を構築することができます。

2　自院の被害を考える

(1)国や地方自治体が発表する被害想定に基づき自院の被害を想定する

自院がある地域の被害想定を確認した後は、それに基づき、自院の建物・設備、職員、そして電気・ガス・水道などのライフラインなどの被害状況を想定します。

例えば、自院が位置する地域が「震度6強」で揺れると想定されている場合、病棟がどのようになるかを考えてみましょう。現行の耐震基準（新耐震基準）は1981年に改正され、導入されたものですが、その考え方は次のとおりです。

> 【新耐震基準（1981年6月1日以降）】
> 　中規模の地震（震度5強程度）に対しては、ほとんど損傷を生じず、極めて稀にしか発生しない大規模の地震（震度6強から震度7程度）に対しては、人命に危害を及ぼすような倒壊等の被害を生じないことを目標としている。

つまり、新耐震基準のもとで建てられた病棟は、震度6強の揺れが発生した場合、倒壊する可能性は低く人命は守られるものの、必ずしも継続して使用できるとは限らないということになります。

また、新耐震基準のもとで建てられていても、時間の経過とともに劣化し、大きな揺れに耐えられないことも考えられます。

(2)自院の各経営資源に関する被害を具体的に想定する

自院の被害想定の例を（図3）に示しますが、この段階で重要なことは、大地震

■図3　病院の想定被害状況

建　物	●本館玄関および待合ロビーのつり天井が一部落下 ●本館の窓ガラスが相当数破損 ●本館の食堂で火災が発生するが、初期消火で鎮火 ●新館は免震構造であり、建物に損傷はない
設　備	●エレベーターは、緊急停止装置が作動し停止 ●エレベーターのうち1基で職員と患者が閉じ込められている ●事務室、ナースステーションのキャビネットが倒れて一部破損 ●手術室、検査室の機器類にも一部破損がある
職員・患者	●つり天井の落下による重傷者3人 ●倒れたキャビネットによって職員2名が軽傷 ●職員の参集可能割合は、6時間以内で約40%
電　気	●電力停止（一部復旧まで1週間） ●自家用発電設備を稼動させる（運転可能時間は約36時間）
ガ　ス	●中圧導管による供給のため利用可能
上水道	●断水発生 ●当面、受水槽、蓄熱水槽からの給水で対応

が発生した際に起こり得る自院の被害を、どこまで具体的に想定できるかどうかです。なぜなら、もしこの段階で自院に想定される被害、つまり弱点を見つけることができなければ、それに対する準備ができないからです。

　また、この自院の弱点を見つける作業は、BCPを策定する事務局メンバーだけでなく、それぞれの現場責任者とともに行うことが求められます。それは、医療機関の現場で実際にどのような業務が行われているかを知らなければ、想定される被害を的確に指摘することが難しいからです。

(3)被害想定を具体的数字で示すことが難しいこともある

　被害想定が具体的であればあるほど、それにふさわしい対策を講じることが可能となります。例えば、自家用発電設備の運転可能時間は、備蓄してある燃料の量で決まりますから「運転可能時間は約36時間」と具体的な数字で対策を示すことができます。

　一方で、その被害想定を数字で示すことが難しい場合もあります。（図3）の被害想定例で考えてみましょう。

①ライフラインの復旧見込み

　首都直下地震クラスの地震が発生すると、電気・ガス・水道などのライフラインは必ず止まります。その場合の復旧見込みは、過去の災害事例などから想定しますが、実際に災害が起こった際の復旧時期は、そのときの状況によって大きく異なります。

　この段階、つまり自院の被害想定を考える際に重要なことは、ライフラインの復旧見込みが、「1週間後」なのか、「10日後」なのか、という点にこだわるのではなく、自院においてライフラインが長期間停止した場合の課題を明らかにすることで、その対策を具体的に検討することにあります。

②職員の参集可能割合

　「職員の参集可能割合は、6時間以内で約40％」としています。

　しかし、実際に職員が医療機関に参集するときには次のような支障となる要因の結果、参集可能割合が下がることがあり得ます。

参集可能割合が 下がる要因	●本人が負傷したため参集が困難である
	●本人は無事であっても、家族が負傷したため参集できない
	●参集はできるが、本人・家族の安全確保、あるいは参集準備のための時間が必要である
	●医療機関までの交通手段がない、あるいは危険で参集できない　　　　　　　　　　　　　　　　　　　　　　　　など

　そのような場合でも、「職員の参集可能割合は、6時間以内で約40％」と、具体的な数字を仮置きしておき、実際に災害に見舞われた際には、安否確認システムで参集可能な人数を集計し、集まれる職員を現場に割り振っていく方法で調整することが現実的な対応です。

3　重要業務の把握

　前章「Ⅲ　BCP策定の基本」において、医療機関が災害時においても、「外来」と「入院」の両方を継続する前提の中で、患者の命を守るために必要とされる業務

こそ、優先順位の高い重要な業務であると説明しました。

　ここでは、医療機関の重要業務について整理します。

(1)重要業務の把握はなぜ必要か

　「重要業務の把握」と言っても、医療機関の業務の中に「重要ではない業務」がある、ということではありません。あくまで優先順位の問題であり、災害時でも継続するべき優先順位の高い業務と、それに比べると優先度が下がる業務があるということです。

　医療機関は災害時に、平常時に提供している医療サービスに加えて、搬送されてくる多くの重症患者に対応する必要があります。また、災害によって損傷した建物や設備の修理や、足りなくなった医薬品の調達、さらには患者の家族や関係機関との連絡など新たに発生する業務をこなすことを求められます。

　しかしその一方で、災害時には、医療機関の職員、建物・設備、そしてライフラインなどすべての経営資源が限られますから、平常時より多くの業務を提供することは極めて困難です。

　そこで被災時に残されている、つまり活用できる経営資源を前提に業務を継続することが必要となります。業務全体に優先順位づけを行い、優先順位の高い業務と、それ以外の業務に区分し、優先度の低い業務は、「縮小する」、あるいは「一時休止する」などの対応を進めることになります（図4）。

■図4　重要な業務の考え方［再掲］

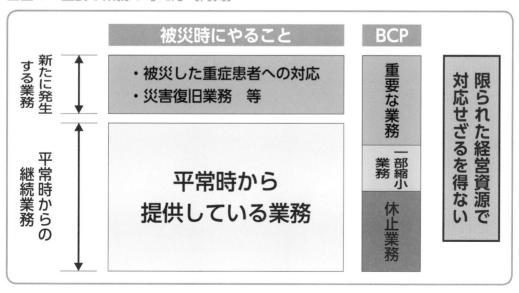

⑵優先する業務の考え方

　優先順位の高い業務と、それ以外の業務の区分は、実際に被災してから行うものではなく、平常時に行っておくべきことです。その判断のポイントは、患者の生命を維持するという観点であり、例えば、次のような患者への対応が該当します。

対応する優先順位が高い患者	●トリアージで最優先治療群と判定された患者
	●ICU等集中治療室に入っている患者
	●緊急搬送された重症患者
	●地震の揺れで、チューブ・ドレーン等ライン類の抜去があった患者
	●手術中、あるいは緊急度の高い手術を要する患者
	●人工透析を行っている患者
	●人工呼吸器や生命維持装置を装着している患者　　など

　ただ、大きな被害を受けた結果、治療の継続に必要な職員や医療機器などが欠けている、あるいは不足しているなどの状況があれば、その状況に応じて対応を進めます。

⑶重要業務としてやるべきこと

　重要業務としてやるべきことについて、「災害時に新たに発生する業務」（図5→66頁）と「平常時からの継続業務」（図6→69頁）に分けて説明します。

①災害時に新たに発生する業務（図5）

1）BCPを推進する本部の設置

　災害時にBCPを発動し、推進するにあたっては、まず本部の立ち上げが必要です。医療機関の経営責任者がトップとなって本部を設置することで、的確な事業継続を目指します。

　本部が行う主な業務には、次の項目があります。

本部が行う主な業務	●院内の被災情報の集約 　各部門で収集した被災情報を集約することにより、さまざまな決定を適時に行います。
	●事業継続に関する方針決定 　被災後の病院機能について評価し、医療サービスを継続できるかどうか等の方針を決定します。 　自院での診療が可能であれば、他院からの患者受け入れが可能かどうか検討します。また、被害が大きく、自院での診療継続が困難と判断する場合は、患者の他院への搬送などを進めます。
	●事業を継続するための指示・命令 　被害を受けた建物・設備の修理や点検に関する指示、また必要な物資の購入に関する指示を出します。

2）患者の安全確保

　医療機関における最優先事項は患者の安全確保です。避難誘導を的確に進めるとともに、患者がケガをしていれば治療を行います。

　入院中の重症患者、そして中断できない治療を行っている患者のバイタルサインについては、安定化を図ります。

　エレベーターに閉じ込められた患者への対応は、エレベーター事業者と連携して進めます。災害時には、それぞれの事業者が到達するまで時間がかかりますから、それまでエレベーター内で持ちこたえられるようエレベーター用備蓄ボックスなどを備えておくとよいでしょう。

　手術中の患者については、手術室および医療機関全体の被災状況、そして電気・水などのライフラインの状況を踏まえて、執刀医がその後の対応について決定します。

■図5　災害時に新たに発生する業務

1) 本部の設置	●被災情報の集約 ●事業継続に関する方針決定 ●事業継続のための指示・命令
2) 患者の安全確保	●避難誘導 ●負傷者の治療 ●バイタルサインの安定化 ●エレベーター内の閉じ込め対応 ●手術中の対応決定
3) 院外患者の 受け入れ	●院外患者の受け入れ可否検討 ●受け入れ患者の病床確保 ●院内の搬送経路確保
4) 他院への転送	●他の医療機関に患者転院の依頼 ●搬送手段の確保
5) 職員の安否確認	●安否確認システムによる安否確認 ●参集可能な職員で災害医療体制構築 ●外部への支援要請
6) 建物・設備の 被害への対応	●建物の安全確認 ●使用不可施設の代替検討 ●設備・医療機器の被害確認と必要に応じた修理
7) 在庫状況の確認と 不足分の調達	●医療資器材・薬品・水・食料などの在庫確認 ●必要に応じて不足分を調達
8) 患者情報の確保	●院内システムの稼働可否の確認 ●紙ベースでの運用準備

3) 院外患者の受け入れ

　自院において医療サービスの提供が可能である場合、他の医療機関から患者の受け入れを検討することが求められます。院外患者の受け入れにあたっては、残された医師・看護師などのさまざまな経営資源を勘案しつつ、どれだけの患者を受け入れ可能か検討し、必要な病床を確保します。

　また、より重症な患者を受け入れるために空床を確保する必要がある場合は、すでに入院している患者のうち、転院可能な患者を他の医療機関に搬送することも検討します。

　院外からの患者の受け入れおよび院内での患者の移動のために、院内の搬送経

路を決める必要があります。

4）他院への搬送

　自院の病棟が倒壊するなどして診療を継続することが難しいと判断される場合は、入院患者を速やかに転院させることが必要です。転院にあたっては、患者情報をまとめ、他の医療機関に転院依頼の手続きを行うことになります。

5）職員の安否確認

　医療サービスを継続するためにも、職員の安否確認は必須です。

　まず、大きな揺れがおさまった後、院内の職員が負傷していないかを確認し、けが人がいれば治療するなどの対応をとります。

　その後、医療機関の外にいる職員も対象として安否確認を行います。そして、参集可能な職員数を把握した上で、その結果に基づき災害医療のシフトや体制を構築します。明らかに要員が不足する場合は、外部に支援を要請します。

　安否確認システムを自前で構築している、あるいは外部事業者のサービスを利用している場合は、当該システムを運用して職員の安否確認作業を行います。

　職員の連絡網などを利用して個々の職員の安否を確認する場合、これらの作業は医療機関の職員が自ら行う形になりますから、患者の安全確保をより優先した上で進めます。

6）建物・設備の被害への対応

　医療機関内の建物や設備について、どのような被害状況であるかを確認するとともに、医療サービスの提供に向けて必要な対応を進めます。

ｉ）建物

　病院機能の中心となる病棟が被災後も使用可能かどうかは、余震に耐えられるか否かの観点から優先して確認します。

　安全面から「継続して使用できない」と判断された建物がある場合は、その機能を代替する施設や場所を手配する必要があります。場合によっては、一時的に仮設テントを使用することを検討することも考えられます。

　余震で倒壊の可能性、また外壁のタイルなどが落下する可能性を有する建物があれば、その周囲は立ち入り禁止の表示をして、二次災害が起こらないよう注意します。

ⅱ）設備・医療機器

　設備および医療機器についても被害状況を確認し、必要に応じて修理します。

　切れた電気幹線や破損した給水管の交換などは、医療サービスの継続には必須のライフラインですから、関連する事業者に協力を仰ぎ、最優先で進めることが求められます。

　外部から損傷が見られない場合でも、自家用発電設備や井戸水の揚水ポンプなど、ライフラインの代替機能を担う設備・機器については、発災直後に稼働できるかどうかを確認しましょう。

7）在庫状況の確認と不足分の調達

　次の項目について在庫状況を確認し、不足する物資については、取引事業者から調達します。また、納品予定を確認し、それらの物資が足りない期間の対応について検討します。

足りない期間の 対応を要する物資	●自家用発電設備の燃料
	●食料や飲料水
	●医療資器材
	●血液製剤
	●医薬品
	●医療用ガス　　　　　　　　　　　　　　　　など

8）患者情報の確保

　医療サービスの提供を継続するためには、診療録や投薬記録など、それぞれの患者の情報が必須です。

　電子カルテやオーダリングシステムなど院内情報システムの稼働が難しい場合が考えられますから、紙データでの運用ができるように準備しておくことが求められます。

　新たに受け入れた患者については、今後の転院の可能性もありますから、診療録の作成とともに受け入れ患者一覧を作成するなど、災害対応のカルテ体制を構築します。

②平常時からの継続業務（図6）

1）入院患者への対応

入院患者への対応は、症状安定化のための治療を継続しますが、特に、次の患者のケアについては注意します。

注意を要する 入院患者	●透析患者
	●糖尿病患者
	●酸素療法患者
	●抗がん剤治療中の患者
	●意思疎通が難しい患者
	●妊婦・新生児　　　　　　　　　　　　　　　など

医療機関が地域において担っている機能によっては、緊急度の高い患者の受け入れを求められることが考えられます。その場合は、退院可能な患者がいないか確認するなどの対応が必要です。

2）外来診療対応

平常時は、病棟と外来の両方で医療サービスを提供していても、災害発生時にそのままの対応が継続できるとは限りません。

被災時に病棟と外来をともに稼働させることは、残された医師・看護師・コメディカルなどの経営資源を病棟と外来に振り分けることを意味しますから、それらを継続できるだけの経営資源があるかどうかを見極める必要があります。

■図6　平常時からの継続業務

1）入院患者への対応	●症状安定化のための治療継続 ●食事の提供
2）外来診療対応	●外来と病棟の経営資源のバランス確認 ●救急外来患者の対応 ●一般外来患者の受け入れの継続可否検討
3）手術・検査など	●緊急度の高い手術・検査の実施 ●緊急度の低い手術・検査の延期検討

　自院が地域における災害医療を担う立場にある場合は、それらの経営資源が十分に整うまで、一般外来患者の受け入れを行わないという対応も考えられます。

3）手術・検査など

　災害時にできるだけ多くの患者に対応できるようにするため、優先度の高い、つまり緊急度の高い手術や検査を行います。

　緊急度の低い手術や検査は延期することも検討しますが、医療サービスの経営資源が整い次第、順次、平常時の水準に戻していきます。

⑷縮小、あるいは一時休止を検討すること

　大きな地震に見舞われた後は院内の経営資源が限られますから、その残された経営資源を優先順位の高い業務に振り向けるために、縮小する、あるいは一時休止する業務が出てきます。

　どのような業務を「縮小、あるいは一時休止」とするかについては、平常時に医療機関内で議論を行い、決めておくことが必要です。

　次のような業務について、「縮小、あるいは一時休止」が考えられます。

縮小・一時休止の業務の例	●緊急度の低い手術の延期
	●緊急度の低い検査の延期
	●慢性疾患は当面処方のみの対応
	●医療資源が整うまで一般外来の受け入れ中断
	●入院患者のうち、可能な場合は帰宅
	●自院以外で医療サービスを受けることが可能な患者の転院　　　　　　　　　　　　　　　　　　　　　　　　　　など

⑸重要業務の開始時間

　医療機関において、設定した重要業務について、いつ頃までに開始するかという目標時間を目安として決めておくことが必要です。

　もちろん、実際に被災したときの自院の状況はライフラインの復旧見込みに応じて、重要業務の開始時期を遅らせる必要が出てくることも考えられますが、平常時

に設定した目標時間を前提として修正を行いながら対応します。

　災害時に行う業務と、それを実施する期間の例を（図7）に示しますが、これはあくまでイメージですから、それぞれの医療機関で議論の上、決めていくことが大切です。

4　代替戦略（欠ける資源をどのように補うか）をBCPに落とし込む

　これまで、BCPを策定する際の流れを次のとおり確認しました。

IVにおける BCP策定の流れ	●被害想定を理解する（世の中はどうなるか）
	●自院の被害を確認する（自院はどうなるか）
	●継続するべき業務の確認（優先順位をつける）

　そして、その次が「代替戦略（欠ける資源をどのように補うか）をBCPに落とし込む」段階です。

　首都直下地震が発生した場合には、医療機関の職員、建物・設備、そして電気・ガス・水道というライフラインなど、すべての経営資源が欠ける、あるいは足りなくなります。

　そのような状況においても、欠ける、あるいは不足する経営資源をどのよう代替するか検討し、それをBCPの中に具体的に落とし込んでいきます。

　次章「V．病院機能の確保と診療の継続」において、それぞれの経営資源に関する代替戦略を確認します。

■図7　災害時に行う業務のまとめ（例）

区分	業務内容	具体的にやるべきこと	実施期間（矢印で示す継続期間）
災害時に新たに発生する業務	本部の設置	●被災情報の集約 ●事業継続に関する方針決定 ●事業継続のための指示・命令	1時間以内
	患者の安全確保	●避難誘導等の対応 ●バイタルサインの安定化 ●エレベーター内の閉じ込め対応 ●手術中の対応決定	12時間以内
	院外患者の受入れ	●院外患者の受け入れ可否検討 ●受け入れ患者の病床確保 ●院内の搬送経路確保	1週間以内
	他院への転送	●他の医療機関に患者転院の依頼 ●搬送手段の確保	1週間以内
	職員の安否確認	●安否確認システムによる安否確認 ●参集可能な職員で災害医療体制構築 ●外部への支援要請	3日以内
	建物・設備の被害への対応	●建物の安全確認 ●使用不可施設の代替検討 ●設備や医療機器の被害確認と必要に応じた修理	1カ月以内
	在庫状況の確認と不足分の調達	●医療資器材・薬品等の在庫確認 ●必要に応じて不足分調達	1カ月以内
	患者情報の確保	●院内システムの稼働可否の確認 ●紙ベースでの運用準備	1カ月以内
平常時からの継続業務	入院患者への対応	●症状安定化のための治療継続 ●食事の提供	1カ月以内
	外来診療対応	●外来と病棟の経営資源のバランス確認 ●救急外来患者の対応 ●一般外来患者の受け入れの継続可否検討	1カ月以内
	手術・検査など	●緊急度の高い手術・検査の実施 ●緊急度の低い手術・検査の延期検討	1カ月以内

実施期間の区分：1時間以内／3時間以内／12時間以内／1日以内／3日以内／1週間以内／1カ月以内

V 病院機能の確保と診療の継続

1 　職員の確保 ………………… 74

(1)初動対応の重要性 …………… 74
①激しい揺れへの対応 ……………… 74
②大きな揺れがおさまってからの行動 ‥ 75
③職員が自宅にいる場合の安全確保 ‥‥ 76

(2)安否確認と参集可能人数の
　　確認 ………………………… 76
①安否確認システムで集約する項目 ‥‥ 76
②安否確認システムの集計 ………… 77
③参集可能人数による事業継続体制の
　構築 ……………………………… 78

2 　建物の確保 ………………… 79

(1)目視による確認 ……………… 80

(2)応急危険度判定 ……………… 80

(3)建物の被災状況確認後の対応
　………………………………… 80
①医療サービスの提供継続が難しい場合
　………………………………… 80
②医療サービスの提供を継続する場合
　………………………………… 81

3 　設備・医療機器の確保 … 81

(1)被災後の対応 ………………… 81
(2)エレベーターへの対応 ……… 82

4 　ライフラインの確保 …… 82

(1)被災前の対応 ………………… 82
(2)被災後の対応 ………………… 83
①使用可否の確認 ………………… 83
②電力消費の管理 ………………… 83

5 　医薬品の確保 ……………… 84

(1)平常時における準備の重要性
　………………………………… 84
①設備や備品などに関する防災対策 ‥‥ 84
②停電に対する備え ……………… 85
③日常業務の中で留意するべきこと ‥‥ 86
④関係機関との協議 ……………… 86
⑤医薬品の備蓄 …………………… 87

(2)地震発生後の対応 …………… 87
①被災状況の確認 ………………… 87
②医薬品ニーズの確認 …………… 87
③医薬品業者への発注 …………… 88
④その他 …………………………… 88

6 　情報システムの確保 …… 88

(1)医療情報システム稼働のため
　の対策 ………………………… 89
(2)医療情報システムが稼働でき
　ない場合の対策 ……………… 89

Ⅴ　病院機能の確保と診療の継続

　この章では、首都直下地震クラスの地震が発生した場合に、その後、欠ける、あるいは不足する経営資源をどのように代替して病院機能を確保していくか、それぞれの経営資源ごとに明らかにしていきます。

1　職員の確保

　医療機関において医療サービスを継続するためには、さまざまな経営資源が必要ですが、その中でも職員が最も重要であるといっても過言ではありません。

　地震発生後に、建物や設備が使用可能であり、また必要な医療資器材が確保され、電気・ガス・水道などのライフラインが使用可能であっても、それを使う医師・看護師・コメディカルという職員が不在では病院が果たすべき機能を確保することはできません。なぜなら、医療サービスは、職員から患者に直接、提供されるものですから、サービスの提供主体である職員なしには成立しないからです。

⑴初動対応の重要性

　首都直下地震クラスの大きな地震が発生した際に想定されている震度6強、あるいは震度7の激しい揺れに見舞われると、冷静でいることは難しく、また自分が思ったとおりに動くこともできません。そして、他の職員の助けを借りることも難しい状態ですから、瞬時に自らの命を守る行動を身に着けておくことが必要です。

　このような地震発生時にとるべき対応・行動は次のとおりです。

①激しい揺れへの対応

　激しい揺れが続く間は、次のように自らの安全確保を最優先して命を守ります。

	●机など身体を保護できる場所にもぐる
激しい揺れへの対応	●廊下などにいる場合は、姿勢を低くして頭を守る
	●窓ガラスから離れる
	●医薬品の棚や医療機器類から離れる　　　　　　など

テレビ・ラジオやスマートフォンなどによって、緊急地震速報の発表を知ることがあります。ただし、実際に激しい揺れがくるまでの時間は、数秒から長くても数十秒ですから、ためらわず自分自身の身を守ることが極めて重要です。

また、震源からの距離によっては、緊急地震速報が間に合わず、突然揺れる場合があることも理解しておきましょう。

②大きな揺れがおさまってからの行動

地震の激しい揺れは、東日本大震災のように数分続く場合もありますが、長くても1分程度というのが一般的です。大きな揺れがおさまってからは、次の行動をとることが求められます。

1）負傷者への対応

大きな揺れがおさまり、自らの安全が確保できたら、周囲の状況を確認します。それまでにヘルメットや手袋を着用できていない場合は着用します。

医薬品の棚や医療機器類の下敷きになっている同僚がいれば救出します。負傷者については、医療職と連携して救護します。

2）初期消火

二次災害としての火災を起こさないため、電気やガスなどの安全確認を行います。

院内ですでに火災が発生している場合は、消防署に通報しつつ、協力して初期消火を行います。ただし、火が天井に届くなど、火の勢いが強く鎮火が難しいと判断される場合は、逃げ遅れがないようにします。

3）津波からの避難

津波の浸水被害が想定されている地域に自院がある場合は、平常時からハザードマップで、津波が到達するまでの時間や避難経路・避難場所を確認しておくことが重要です。

　津波到達までの時間が短い場合は、ためらわずに避難することが求められます。特に、大きな揺れ、あるいは弱くても長い揺れがあった場合は速やかに避難しましょう。

4）自院の建物からの避難

　自院の建物に大きな亀裂があるなど倒壊の危険性があり、余震に耐えられない等の判断をしたときは、その建物から避難します。

　避難に際しては、倒れた医療機器類や散乱したガラスでケガをしないように注意して移動します。

③職員が自宅にいる場合の安全確保

　大きな地震がいつ、どこで発生するかを正確に予測することはできません。休日や夜間に地震が起こると、自宅にいる職員がケガをすることや、命を落とすことが考えられます。

　院内にいる職員の命が守られたとしても、自宅にいる職員の安全確保ができなければ、医療機関としてのBCPは機能しません。

　医療機関は職員に対して、家具や電気製品の固定など家庭における防災対策について教育するなどして、地震発生時に職員自身と家族の身を守ることができるように啓発しておくことが大切です。

⑵安否確認と参集可能人数の確認

　医療機関には、労働安全衛生法のもとで職員の安全配慮義務が課せられています。地震が発生した際、自院の職員が無事であるかどうかを確認する「安否確認」を行うことが求められているといえます。

　さらに、医療機関が被災後に医療サービスを提供し続けるためには、職員の安否確認だけではなく、どれくらいの職員が、発災後、どれくらいの時間で自院に駆けつけることができるかを確認する「参集可能人数の確認」をする必要があります。

　なぜなら、職員本人は無事であっても、家族がケガをしているなどの事情で、医療機関に出勤するまでに時間がかかる、あるいは参集できないことが考えられるからです。

①安否確認システムで集約する項目

　職員の「安否確認」と「医療機関への参集可能人数」を把握するために、医療機

関独自で、あるいは外部事業者が提供するサービスを利用して、安否確認システムを運用しているところが増えています。

　メールや電話を使って確認する方法もありますが、被災後という混乱している状況において職員の手作業で確認することは非常に困難ですから、何らかのシステムを導入し、自動的に集計することを検討するとよいでしょう。

　安否確認システムは、職員が短時間で簡単に入力できることが重要ですが、次の項目は必須です。

1）職員の状況
● 無事
● 軽傷
● 重傷
● その他

2）参集可能な時間（選択肢は医療機関ごとに決める）
● 勤務中（病院内で被災した場合など）
● 1時間以内
● 3時間以内
● 6時間以内
● 6時間超
● 当面出勤不可

②安否確認システムの集計
　職員の安否確認と参集可能人数については、（図1）および（図2）の様式で集

■図1　安否確認

安否確認集計表｜西病棟					
属性	無事	軽傷	重傷	その他	無回答	合計
医師	8	1	1	0	0	10
看護師	23	2	0	0	2	27
コメディカル	7	1	0	0	1	9
事務職	5	2	0	1	1	9
その他	4	2	1	0	1	8
合計	47	8	2	1	5	63

■図2　参集可能人数確認

参集可能人数集計表｜西病棟								
属性	勤務中	1時間以内	3時間以内	6時間以内	6時間超	出勤不可	無回答	合計
医師	3	2	0	3	0	2	0	10
看護師	8	4	5	2	2	4	2	27
コメディカル	2	1	1	0	1	3	1	9
事務職	4	0	1	0	0	3	1	9
その他	3	0	0	0	0	4	1	8
合計	20	7	7	5	3	16	5	63

計するとよいでしょう。

③参集可能人数による事業継続体制の構築

　大きな揺れがおさまった後、院内で確保できる職員数、そして在宅の職員など医療機関の外から参集可能な職員数を確認し、それらの職員を適材適所で重要業務に振り分けて配置します。

　発災からの経過時間別に参集可能人数が把握できた段階で、それらの要員をいかに重要業務に配置するかがポイントです。

1）重要業務の優先順位に従って職員を再配置する

　BCPでは、被災時にも継続するべき重要業務の絞り込みを行っていますから、その優先順位に従って参集可能要員を再配置します。

2）職員の代替可能性を向上させておく

　参集可能な職員であれば、誰をどの部門に配置してもよいとはいえません。それは、今まで勤務したことのない部門に配置されても、すぐに実質的な稼働が可能とは限らないからです。

　事務職を含め、ある業務が特定の職員に依存していると、その職員が欠勤した場合に代替がきかず、医療サービスの提供が滞る、あるいは中断するという事態が発生しかねません。これを防ぐために、災害発生後も継続すべき重要業務については、職員が自分の担当していない業務についてもこなせるようにすることが

必要です。

　この職員の代替可能体制の向上は、職員一人ひとりの努力だけで実現できるものではありません。医療機関として職員の業務の幅を広げる教育体制をつくるとともに、定期的な人事異動などを検討することが重要です。

3）支援チームの要請

　実際の院内の被災状況、そして患者の状況などから、残された要員だけでは対応が難しいと判断される場合は、行政機関などに応援の医療チームを要請することも必要です。

　国の防災基本計画（令和元年5月31日修正）では支援の要請について、「被災地域内の医療機関による医療活動」の項で、次のようなことを示しています。

支援チームの要請	●被災地方公共団体は、自らの公的医療機関において医療活動を行うほか、必要に応じ、その区域内の民間医療機関に対し、医療活動に協力を求めるものとする
	●被災地域内の医療機関は、患者の急増等に対応するため、相互に密接な情報交換を図り、必要に応じて、他の医療機関等に協力を求めるよう努めるものとする
	●被災地域内の医療機関は、状況に応じ、災害派遣医療チーム（DMAT）・災害派遣精神医療チーム（DPAT）・救護班を派遣するよう努めるものとする

2　建物の確保

　災害発生後に、医師・看護師・コメディカルなどの職員が確保されたとしても、建物が倒壊していたのでは、病院が持っている本来の機能を発揮することはできません。

　しかし、建物については実際に地震が発生した後、大きな揺れによる被害をなかったことにはできません。医療機関の病棟内では、多くの職員が仕事をしており、またそこには医療サービスを提供するために必要な医療機器類が置かれていますから、すでに「Ⅱ　防災計画とBCP」で説明したとおり、事前の耐震診断と耐震化工事が極めて重要です。

　実際に地震が発生した場合は、まず建物の被災状況を的確に確認したうえで、その後の対応を進めることになります。

⑴目視による確認

　建物の被災状況は、地震発生時の院内体制において後方支援を担当する職員が中心となり確認します。倒壊、あるいは半壊していなくても、その後の余震に耐えられるかどうかの観点から目視で確認することが重要です。あわせて、建物内の天井・床・壁・窓ガラス・廊下、そして連絡通路などの損傷状況も確認します。

　大きな被災を受けている建物、また安全性から使用不可と判定された建物については、患者の避難誘導を優先しつつ、その後は、立ち入り禁止であることを建物の出入り口等に見やすく表示しておくことが重要です。それらの表示は医療機関の利用者だけではなく、付近を通行する歩行者などにも安全であるかどうかが容易に分かるようにしておきましょう。

　立ち入り禁止エリアとなって通ることのできない廊下や通路が生じた場合は、安全なルートで他の建物や他の階に移動できるような通路を確保します。

⑵応急危険度判定

　職員の目視確認のほかに、専門家である応急危険度判定士による危険度判定があります。応急危険度判定士は、その後に発生する余震による建物倒壊の危険性、外壁や窓ガラスの落下、そして付属設備・機器の落下など二次災害の恐れがないか、そしてそのまま建物を使用してよいかについて調査します。

　この応急危険度判定は、市町村の災害対策本部が応急危険度判定士に要請することで実施されますから、平常時から市町村と連携しておくことが求められます。

⑶建物の被災状況確認後の対応

　建物がどれくらい使えるかによって、その後の対応は変わります。

①医療サービスの提供継続が難しい場合
　建物倒壊などで予想以上に被害が大きく、診療を継続することが難しいと判断される場合は、外来診療の中止とともに、入院患者を速やかに転院させることが必要となります。

　このような場合に備えて日頃から行政と連携するとともに、同じ医療圏の他の医療機関や医師会とは、被災時の協力体制について打ち合わせておくことも大切です。

②医療サービスの提供を継続する場合
　被災状況を確認した結果、医療サービスの提供を継続する場合でも、安全性の観点から使用不可判定となる建物が生じていることがあります。
　BCPで想定していた診療スペースが確保できない場合は、それを代替する場所の手配が必要ですから、廊下や仮設テントを使用することなども検討して、診療スペースや病床の確保を目指しましょう。
　代替場所を検討する際は、近隣の医療機関からの受け入れ要請を勘案することが必要となります。また、緊急搬送される患者をトリアージするスペースを考慮することも求められます。

3　設備・医療機器の確保

(1)被災後の対応

　病棟内や医療機関構内の設備・医療機器に関する被災後の対応は、次の流れが基本です。

被災後の対応	●目視により被害を確認する
	●作動するかどうかを確認する
	●破損、および故障については、応急対応する
	●専門業者による対応が必要な修理・調整については依頼する

　なお、医療機器類は目視で支障がない場合でも、地震の大きな揺れによって本来の機能が果たせないことが考えられますから、使用前には専門業者の点検も欠かせません。

⑵エレベーターへの対応

　エレベーターについては、閉じ込められた患者・職員の救出が最優先となりますが、実際には、専門業者による対応を待つことになります。

　災害時には、エレベーター事業者が来るまでに時間がかかりますから、それまでエレベーター内で持ちこたえられるようエレベーター用備蓄ボックスを備えておくことも必要です。

　その後、エレベーター事業者の修理・点検を経て再運転することになりますが、停電により自家用発電設備を稼働させている状況で、電力供給量に限りがある場合は、使用制限をすることも必要です。

　また、エレベーターに使用制限をかける場合、ストレッチャーや車いすの院内移動にエレベーターが使えない点を押さえておきましょう。

　設備・医療機器については、BCPを策定する段階で「Aが使えない場合、Bを稼働させる」、さらに「Bがダメになったら、Cを使う」という形で、「被害想定の抽出」と「代替手段の検討」をセットで確認することが求められます。

4　ライフラインの確保

⑴被災前の対応

　医療サービスを提供し続けるためには、電気・ガス・水道などのライフラインが不可欠です。しかし、実際それらのライフラインの供給が停止した場合、その復旧時期を医療機関側で決めることはできません。

　そこで、過去の大きな地震が起こった際の状況を踏まえて想定されている復旧時期まで、どのように自院のライフラインを確保するかを検討することが重要です（図３）。

　この図にあるそれぞれの対策項目（例）は、自院の実情を踏まえて、災害時に実際に導入可能かどうかを事前に確認しておく必要があります。

　例えば、自家用発電設備の整備であれば、発電能力が大きくなれば、導入費用も大きくなりますから、被災時にどれだけの電力が必要か、またそれをまかなうための自家用発電設備のコストはどれくらいか、そしてその負担に耐えられるのかなど

■図3　ライフラインの確保（例）

ライフライン	対策項目（例）
電気	●自家用発電設備の整備 ●ガスコージェネレーションによる供給 ●手動の人工呼吸器や吸引器による対応
ガス	●プロパンガスによる対応 ●調理へのカセットコンロの活用
水道	●受水槽・蓄熱水槽からの給水 ●水道局の給水活用 ●井戸水の活用 ●入浴制限・食事の外部調達などによる節水 ●仮設トイレによる節水

も踏まえて検討することが求められます。

(2)被災後の対応

①使用可否の確認

　被災後は、自家用発電設備や井戸水など、代替対策として考えているものについては、目視確認で被害がない場合でも、実際に使えるかどうかをすぐに点検しておくことが必要です。

　点検の結果、使えないことが判明した場合は、専門業者による修理を速やかに手配します。

②電力消費の管理

　自家用発電設備を使用する場合、また、電力供給が再開されても供給制限がある場合などは、限られた電力量を効率的に利用するため、使用電力の管理を行うことが重要です。その際には、次の点に留意しましょう。

消費電力の管理における留意点	●緊急を要する手術などの医療行為や重要業務に必須の設備や医療機器を優先するなど、電力を重要度に応じて配分する
	●館内放送、ナースコール、電話設備などの弱電設備は電力消費量が比較的小さい
	●自家用発電設備の稼働に必要となる燃料の消費量と残存量も管理する
	●「エレベーターを使用停止にすると、上下階をまたいでの患者搬送により多くの職員が必要となる」など相反する事象があることを踏まえる　　　　　　　など

5　医薬品の確保

　医療サービスを提供する際、医薬品は欠かせないものです。地震発生後、外部からの支援が来るまでの期間も治療を継続するためには薬剤部門における準備が重要なものとなります。

(1)平常時における準備の重要性

　医薬品の確保においても、平常時からの準備は極めて重要です。

①設備や備品などに関する防災対策
　地震の揺れに関する防災対策は外来や病棟でも重要ですが、引火性を持つ危険物質や管理に細心の注意を払うべき麻薬などを扱っている薬剤部門では、次の点にも注意する必要があります。

1) 薬品棚の固定など
　薬品庫では薬品棚を床や壁面に固定するとともに、保冷庫や自動分包機についても転倒防止用金具を活用して地震の揺れに備えます。
　散剤を入れる容器は落下した場合に備えてプラスチック製を優先し、水剤用の薬品棚については突っ張り棒で容器の落下を防止します。錠剤用の薬品棚の場

合は、ロールスクリーンなどをかけておくとよいでしょう。

　またガラス棚の場合は、万一ガラスが割れた場合に備えてガラス飛散防止フィルムを張ることで、ガラス破片の飛び散りを防げます。

２）危険物質などの保管

　地震による薬品容器の破損が原因となる火災を起こさないことが求められます。爆発性・引火性を持つ危険物質、混触発火を起こしやすい薬品などは、転倒防止策を徹底したうえで他の薬品と区別して保管します。

　地震発生後には薬品庫の被害を確認する必要がありますから、職員は平常時から薬品庫の鍵がどこに保管されているか確認しておきましょう。

３）盗難防止対策

　麻薬や向精神薬などの薬については、盗難防止対策が求められます。地震の揺れが落ち着いた段階で、薬品庫や調剤室の出入り口、そして薬品棚などの施錠を確認することが重要です。

②停電に対する備え

　薬剤部門には、分包機や電子天秤など電気で稼働する機器や冷所保存が必要とされる医薬品などがあります。

　地震発生時には通常、手術室や生命維持装置への電力供給が優先されることになりますが、薬剤部門としても調剤業務を継続するにあたり最低限必要となる機器については何があるか把握し、あらかじめBCPに盛り込むことが大切です。

１）調剤機器

　調剤業務のうち多くの作業は電化されています。停電時に次のような代替機能を有する道具を調剤室の分かりやすい場所に用意しておくとともに、平常時からその使い方を理解しておくことが大切です。

代替機能を有する道具（調剤業務）	●上皿天秤や分銅式秤
	●薬包紙やチャック付きビニール袋
	●薬さじ
	●添付文書など医薬品の情報が入った資料　　　　　など

　電子天秤については平常時から、充電式電池を内蔵したもの、乾電池で対応可

能なものの使用を検討するとよいでしょう。

2）冷所保存の医薬品

　冷所保存が必要とされる医薬品は多くありますが、自院で取り扱っている医薬品について、常温となった場合にどれくらいの時間で薬効が低下するのかを把握しておくことが必要です。そうすることで、停電により冷蔵設備が使えない場合に、どの医薬品から優先的に冷所保存の対応を行うべきかが判断できます。

　使用している医薬品で冷所保存が必要とされるものについては、常温となった場合の安定性データを製薬メーカーに照会し結果を整理しておきましょう。

　冷蔵設備が使えない場合には、次の対応も検討します。

冷蔵設備が 使えない 場合の対応	●保冷バッグと保冷剤
	●発泡スチロールの保冷ケースと保冷剤
	●冷蔵ボックス（自動車の電源で使用可能なもの）　　など

③日常業務の中で留意するべきこと

　日頃の業務の中では、次の点にも留意します。

日常業務の中での 留意点	●患者には薬に対する意識を高めてもらうとともに、災害時でも自分の疾病等の情報や、使っている医薬品が分かるようにしておくことを啓発する
	●「お薬手帳」などを活用して、患者自らが服薬管理を行うことを推奨する
	●透析や在宅酸素など特別な治療を受けている患者、服薬継続が必要な患者（心疾患治療薬、インスリンなど）についてリスト化する　　　　　　　　　　　　　など

④関係機関との協議

　災害時には外部機関との連携が重要な役割を果たしますから、平常時から次のような関係機関と災害発生時の対応について協議を進めます。

協議を要する 関係機関	●災害時の医薬品供給や搬送体制の確認のため、取り引きしている医薬品卸事業者	
	●近隣の医療機関や中核病院の薬剤部門	
	●近隣の薬局や地域薬剤師会	など

⑤医薬品の備蓄

　医薬品は医療サービスの提供には不可欠なものであり、特に重症患者への安定供給は必須です。

　地震発生後、外部からの支援が来るまでの期間も治療が継続できるように、医薬品についても一定量の備蓄が必要です。

　備蓄医薬品は、医師が使いやすいもの（繁用薬）を中心に選定します。また、災害時に薬剤師がいなくても、医師・看護師等が医薬品を使用できるように次の項目などを記載したリストを作成しておきます。

リストの項目等	●薬品名	
	●数量	
	●保管場所	
	●想定される利用場所（例えば、病棟、救護所、トリアージ実施場所）	
	●納品事業者の連絡先（会社名、担当者名、電話番号、メールアドレス）	など

(2)地震発生後の対応

　被災後、医薬品については次の流れで対応します。この流れは、診療材料や血液製剤についても同様です。

①被災状況の確認

　医薬品倉庫などに保管されている医薬品の被災状況を確認して、使用できる量を把握します。

②医薬品ニーズの確認

病棟やトリアージにおいて必要な医薬品の量を確認し、必要な量を現場に供給します。

③医薬品業者への発注

　足りなくなった医薬品、また今後必要となる医薬品について、取引業者に連絡して調達を行います。災害時、医薬品について、災害拠点病院などに優先して配送される場合がありますので、自院への配送時期の見込みを確認します。

④その他

　その他、次の点にも留意するとよいでしょう。

医薬品に関する その他の留意点	●保健所などにも連絡し、必要に応じて医薬品の支援を要請する
	●あらかじめ決めた災害時約束処方に基づき、調剤と服薬指導を行う
	●地域薬剤師会と打ち合わせ、院外処方箋の発行が可能か、あるいは院内で調剤するべきか確認する
	●透析や在宅酸素など特別な治療を受けている患者に連絡し、支援を行う　　　　　　　　　　　　　　など

6　情報システムの確保

　多くの医療機関では医療サービスを提供するにあたり、それを支援する次のような医療情報システムを活用しています。

医療機関における 医療情報システム	●診療の基礎となる「電子カルテ」
	●医師の指示を扱う「オーダリングシステム」
	●レントゲン、検査画像などを扱う「医用画像システム」　　　　　　　　　　　　　　　　　　　　　　　　　　など

　これらのシステムが地震でダウンすると、電子カルテや画像システムが使用できなくなるなど、その影響はたいへん大きなものとなります。

　もちろん、病院の医療情報システムに障害が起こらないように準備しておくことは重要ですが、災害時にそれが稼働できないことも想定して、BCPを策定しておくことを忘れてはなりません。

⑴医療情報システム稼働のための対策

　災害時にも医療情報システムが使用できるよう次の点を確認しておきましょう。

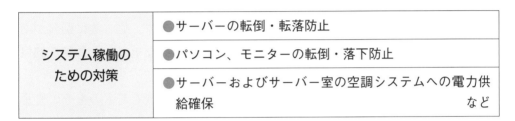

システム稼働のための対策	●サーバーの転倒・転落防止
	●パソコン、モニターの転倒・落下防止
	●サーバーおよびサーバー室の空調システムへの電力供給確保　　　　　　　　　　　　　　　　　　　　など

　自家用発電設備を準備している医療機関では、地震による停電が起こると自動的に自家用発電に切り替わります。ただし、それはすべての医療機器類が電力供給を受けるという意味ではなく、その自家用発電設備に接続している医療機器類に限られます。

　通常、手術室や人工呼吸器などへの電力供給が優先されますから、BCPを策定する段階で、電子カルテシステムが格納されているサーバーなどの医療情報システム稼働のために供給することも検討しておきましょう。

⑵医療情報システムが稼働できない場合の対策

　医療情報システム稼働のための準備をしていても、サーバーの破損、自家用発電設備のダウンなどの理由で、医療情報システムが使えない状況も考えられます。

　電子カルテを導入する前は紙カルテ、そしてオーダリングシステムを導入する前は手書き処方箋などの指示箋を使っていたわけですから、これらのシステムが使えない場合は、導入以前の紙ベースでの対応に戻る形となります。

　しかし、職員はこれまで電子カルテやオーダリングシステムで業務を進めていたわけですから、その切り替えには事前の準備、そして訓練が必要です。

　例えば、オーダリングシステムが稼働できないときの処方に関しては、薬剤部門が中心となって次の手順を踏みます。

システムダウン時の処方オーダ	●オーダリングシステムが稼働しないときは、手書き処方箋体制に移行
	●備蓄されている医薬品を確保
	●手書き処方箋および手書き用薬袋を準備
	●診療部門に手書き処方箋を配布　　　　　　　　　　　　など

　手書き処方箋体制には、診療部門も薬剤部門も慣れていませんから、処方箋への記入ミス、あるいは薬袋への記入ミスなどが考えられます。処方箋に疑義がある場合は診療部門に問い合わせる、また、処方段階では十分なチェック体制を確保することも必要です。

　さらに医療情報システムが復旧した後、紙カルテに記入したものをそのまま電子カルテに再入力するのか、あるいは紙カルテを画像として電子カルテに取り込むかなど、その後の手続きも検討しておくことが求められます。

VI 実効性の高いBCPのための備え

1　トリアージ ·· 92

(1)トリアージの意義 ··· 92
(2)トリアージをBCPの観点から考える ··························· 92
　①トリアージ要員 ·· 93
　②トリアージエリア ··· 94
　③トリアージの運営 ··· 96

2　受援計画 ·· 97

(1)医療機関の受援計画とは何か ······························· 97
　①目的 ·· 97
　②基本的な考え方 ·· 98
(2)受援計画で押さえておくべきこと ···························· 98
　①受援の体制 ··· 98
　②被災状況の把握と情報発信 ································· 98
　③支援の要請 ··· 100
　④支援の受け入れ ·· 101

3　教育および訓練 ·· 102

(1)教育 ·· 102
　①初動のアクションプラン ··································· 103
　②職員の自宅における防災 ··································· 105
(2)訓練 ·· 107
　①訓練とは ·· 107
　②訓練の実施 ··· 109
　③訓練終了後の取り組み ····································· 117

4　情報伝達と外部機関との連携 ······························ 118

(1)情報伝達 ··· 118
　①情報入手 ·· 118
　②情報伝達 ·· 118
(2)連携 ·· 120
　①連携するべき関係者 ······································ 120
　②連絡先に含めておくべき情報 ······························· 121

Ⅵ　実効性の高いBCPのための備え

　医療機関におけるBCPは、首都直下地震クラスの地震が発生しても医療機関における医療サービスが中断しないよう、また中断した場合でも、目標とする時間以内に医療サービスの提供を再開するための計画です。

　これまで医療機関がBCPを策定するにあたっての具体的な手順を説明してきましたが、本章では、医療機関のBCPを、被災時に本当に活用できる、より実践的なものとするために検討しておくべきポイントを解説します。

1　トリアージ

(1)トリアージの意義

　平常時は、医療スタッフや医療資器材などの制約が少ないため、一人の重症患者に対して手厚い医療サービスを提供することが可能です。

　しかし、大地震が起こった際、残された経営資源で可能な限り多数の傷病者に対応するためには、それらの緊急度や重症度に応じて優先順位をつけ、その優先順位に従い搬送や治療を行う必要があります。この優先順位をつける作業をトリアージ（Triage）と呼び、治療（Treatment）、搬送（Transport）とともに、災害時の医療において重要な要素（3T）の1つです。

　トリアージは、「災害発生現場」、「救急搬送時」、そして「医療機関到着時」など、何度か実施されますが、ここでは「医療機関到着時」のトリアージについて考えます。

(2)トリアージをBCPの観点から考える

　地震発生後は、時間の経過とともに救急搬送で運び込まれたり、自力で来院したりする傷病者が増えるため、医療機関は速やかにトリアージの体制を整える必要が

あります。

　しかし、トリアージは今後の治療を施す優先順位を決めるために行われるものです。もし自院の被害が建物の倒壊などで予想以上に大きく、求められる診療が困難であると考えられる場合は、傷病者の受け入れが難しいだけではなく、自院の入院患者の避難や転院の検討を進めなければなりません。

　ここでは、自院に大きな被害がなく治療の継続が可能であることを前提としてトリアージを考えます。

①トリアージ要員

1）実施責任者と代理者

　地震発生時にはまず職員の安否確認を行いますが、その段階において院内で勤務につける職員を、トリアージを含む重要業務に配置します。

　病院に搬送される傷病者は重症者も軽症者も混在していることが考えられますから、円滑な診療を行うためにはトリアージは必須であり、その要員確保も非常に重要です。そのため、被災直後の配置でトリアージ要員が不足する場合は、その補充をどうするかも計画しておくことが求められます。

　トリアージの実施責任者は、豊富な経験や知識とともに、判断力と指導力を備えた医師が適任とされています。また、トリアージの実施責任者が地震で被災して不在となった場合の代理者も決めておく必要があります。

2）実施責任者が確認しておくこと

　実施責任者は、対策本部と連携を図りながら、次の点を踏まえてトリアージを進めます。

トリアージを進めるにあたっての留意点（実施責任者）	●患者の受け入れ状況
	●配置済の医師数
	●看護師などの職員数
	●使用できる処置室の数
	●使用できる手術室の数
	●入院可能な病床数　　　　　　　　　　　　　　　など

3）トリアージ実施者

　病院におけるトリアージの実施者は、医師、看護師などがその主体と考えられ

ますが、これらの職種であれば誰でもできるというものではありません。

　多様な傷病者の緊急度や重症度を短い時間で的確に判断する必要がありますから、事前に相応の訓練を受けているとともに、強い決断力も求められます。

　トリアージ実施者は、基本的に治療には従事せずトリアージのみを行います。

②トリアージエリア

　トリアージの体制に必要な要員の確保と並行して、トリアージエリア（トリアージを行う場所）を設営します。そのためにはさまざまな準備が必要であり、BCP策定にあたっては次の点を検討しておくことが重要です。

1）トリアージエリアの場所

　トリアージでは、傷病者を4つの段階（最優先治療群、待機的治療群、保留群、そして無呼吸・死亡群）に分類しますが、それら多数の傷病者に対応できる広さが必要です。そのため病院の建物の外に設営されることが多く、病院玄関前の空地や駐車場などが考えられます。

　ただし、大雨や降雪など荒天の場合は、建物が安全であることを前提として病院の屋内をトリアージエリアとする、あるいはテントを活用することになります。また玄関の車寄せにひさしがあるときは、その半屋内空間を使うことも考えられます。

　病院敷地内に広いオープンスペースがなく、病院内の外来待ち合いホールなどをトリアージエリアに想定している場合は、改修などの機会をとらえて、医療ガス端末や非常用医療電源の整備を行うことも必要です。

　あわせて、トリアージエリアの設定については次の点にも注意します。

ⅰ）受け入れから病院内までの動線

　被災時、病院には多くの患者とその家族がおり、そこに新たな傷病者が来院する、また搬送されるため、混乱が予想されます。

　トリアージ後の治療については一刻を争うものも多いので、傷病者がトリアージエリアに向かう動線とトリアージ後に病院の建物内に向かう動線が一方向となるように、進入路と搬出路の動線を定めます。

ⅱ）駐車場

　駐車場そのものは広いスペースを持っていますが、通常、トリアージスペースとするために設計されたものではありませんから、次の点を踏まえておくこ

とが必要です。

駐車場を トリアージスペース とする場合の留意点	●診療を行っている時間帯に地震が発生し、そのとき満車であれば、トリアージのスペースが確保できないので、代替案を検討する
	●フラップ式の料金精算システムは、電力供給がないと稼働せず、駐車中の車両を動かすことができないことを認識する
	●多くの医療機関では、災害時の非常用電力が医療機能維持のために使われ、必ずしも駐車場の街灯に供給することを想定してないため、トリアージを夜間に行う際の照明について検討する　　　　　　　　　など

2）トリアージ後のイメージ

　トリアージの結果によって分類された傷病者のうち、最優先治療群、待機的治療群、保留群については、それぞれのスペースを確保することになりますが、そのときに明確に区別できるようにすることが重要です。トリアージタッグの色に従って、最優先治療群（赤）、待機的治療群（黄）、保留群（緑）の識別色のシートに運ばれるなどの流れが考えられます。

　明らかに死亡、または死亡と確認された方については、前述の3つの群とは離れたところに安置する場所を設けます（図1）。

■図1　トリアージ後のイメージ

優先順位	分類	識別色	傷病状態	トリアージ後のイメージ
1	最優先治療群（重症群）	赤色	●生命を救うため、ただちに処置を必要とするもの	●救急救命センターなどで治療 ●入院、または他院に搬送
2	待機的治療群（中等症群）	黄色	●多少治療の時間が遅れても、生命には危険がないもの	●治療 ●入院、または他院に搬送
3	保留群（軽症群）	緑色	●上記以外の軽易な傷病で、ほとんど専門医の治療を必要としないものなど	●応急救護所などで処置 ●帰宅（外来による対応）
4	無呼吸群	黒色	●気道を確保しても呼吸がないもの	●遺体安置所
	死亡群		●すでに死亡しているもの、または明らかに即死状態であり、心肺蘇生を施しても蘇生の可能性のないもの	

（「トリアージハンドブック」（東京都福祉保健局、平成31年1月）をもとに筆者作成）

③トリアージの運営

　トリアージでは、極めて短時間に多くの傷病者の緊急度や重症度を判断することになりますから、トリアージエリア内の混乱を最小限にとどめて、的確に、そして効率的に進めることが求められます。運営にあたっては、次の点にも留意しましょう。

1）院内患者と外部からの患者対応

　災害時には、外部から多数の患者が殺到するため、院内患者への対応と外部からの患者対応について、対応する場所とその動線が重ならないようにして、院内の混乱を可能な限り避けるようにします。また、それぞれを担当する職員も明確に分けることも求められます。

2）誘導担当者

　　トリアージにあたっては、実際に傷病者に優先順位をつける医療職の他にも要員が必要です。来院する患者を整理してトリアージエリアに誘導する職員、そして優先順位づけの終了後に、院内へ誘導・搬送する職員です。

　　医師・看護師に加えて、整理・誘導・搬送をカバーする要員が多数必要となりますので、BCP策定時の要員計画に盛り込んでおくことが重要です。

3）トリアージに必要な物品

　　トリアージには、医療資器材の他にもさまざまな物品が必要となります。

　　トリアージエリアの場所や時間帯などにもよりますが、トランシーバーやテント、トリアージタッグ、トリアージシート、照明器具などを準備します。

　　それらの物品は平常時に手配しますが、物品によって病棟、倉庫、そして防災センターなど保管場所が異なることもあります。被災時に的確に配備できるような訓練しておきましょう。

2　受援計画

　　被災地の医療機関では、職員や医療資器材などさまざまな経営資源が不足することから、外部の支援を仰ぐ必要があります。

　　しかし、その一方、災害時に人、物、情報などのさまざまな支援が一度に届いても、それに対する準備がなければ、支援を活かすことができません。そこで、自院が支援を受ける立場になることを想定した受援計画が必要です。

(1)医療機関の受援計画とは何か

①目的

　　受援計画は、地震などの大規模災害が発生した場合に医療機関が支援を受けるにあたって必要な準備や手順をあらかじめまとめておくことにより、DMAT[注1]をはじめとする外部からの支援を速やかに、そして効率的に受け入れることを目的としています。

（注１）「DMAT」とは、災害急性期に活動できる機動性を持ったトレーニングを受けた医療チームを指します。

災害派遣医療チーム（Disaster Medical Assistance Team）の頭文字をとって、略して「DMAT（ディーマット）」と呼ばれています。

②基本的な考え方

都道府県など地方自治体は、国の防災基本計画に基づいて地域防災計画を策定しますが、その計画には、警察、消防、自衛隊などからの広域的な支援や他の自治体からの支援を受けるにあたっての受援計画も含まれます。そのため医療機関の受援計画は、それら地方自治体の計画も踏まえて作成することが求められます。

医療機関の受援計画は、地震・風水害などの自然災害や大規模な事故災害を対象とするものですが、その他の危機事象においても準用することを想定しておきましょう。

災害発生時にはその計画に従って支援を受け入れて、災害復旧・事業継続を進めることになりますが、災害の規模や被害状況に応じて柔軟に対応することも重要です。

⑵受援計画で押さえておくべきこと

①受援の体制

速やかに、そして的確に支援を受け入れるためには、受援の体制が必要です。受援、つまり外部からの支援の受け入れは、あくまでも医療機関の事業継続を行うためのものですから、BCPの推進体制のもとで進めるとよいでしょう。

②被災状況の把握と情報発信

DMATの派遣は、基本的に被災地域の都道府県からの派遣要請に基づいて行われます。都道府県が被災状況を的確に把握していなければ、必要とされるDMATの派遣を適時に要請することはできません。

１）医療機関における被災状況の把握

都道府県が被災状況を把握するためには、まずそれぞれの医療機関が次の情報を速やかに収集することが重要です。

被災状況の 把握に際し、 医療機関が 収集する情報	●患者の被災状況（入院患者および外来患者）
	●職員の被災状況および参集状況
	●建物・設備の被災状況
	●医療用資器材や医薬品の備蓄状況
	●医療機関全体としての稼働状況
	●医療機関への交通機関・アクセスの状況　　　　　など

2）医療機関から都道府県への情報発信

　医療機関は収集した被災状況に関する総合的な情報を、都道府県に的確に伝えなければなりません。

ⅰ）EMIS（広域災害・救急医療情報システム）(注2)への入力

　自院の被災状況をEMISに入力するにあたっては、それぞれの医療機関において次の項目を決めておき、職員がそれに従って運用できることが重要です。

EMIS入力にあたり 決めておく項目	●被害状況を誰がまとめ、その内容を誰がEMIS入力担当 　者に伝えるか
	●EMIS入力者および代理入力者は誰か
	●入力者にID、パスワードは周知されているか
	●入力端末は耐震性のある建物内に設置されているか
	●入力端末は常時充電されているか
	●非常用電源は確保されているか　　　　　　　　　など

（注2）　EMIS（Emergency Medical Information System：広域災害・救急医療
　　　　情報システム）とは、災害拠点病院をはじめとした医療機関、医療関係団
　　　　体、消防機関、保健所、市町村等の間の情報ネットワーク化および国、都
　　　　道府県間との広域情報ネットワーク化を図ったシステムです。
　　　　　災害時における被災地内、被災地外における医療機関の活動状況など、
　　　　災害医療に関わる情報を収集・提供し被災地域での迅速かつ適切な医療・
　　　　救護活動を支援することを目的とします。

ⅱ）通信手段の確保

　EMISによる情報発信に加えて、地方自治体、医療機関や関係団体との情報共有のために、固定電話だけではなく、衛星携帯電話などの通信手段を確保しておくことも求められます。

　衛星携帯電話は導入するだけではなく、実際に利用できるように、次の点も確認しておきましょう。

衛星携帯電話の確認点	●どこに置かれているか
	●常時充電されているか
	●非常用電源は確保されているか
	●使用方法は周知されているか （衛星の方向に障害物がない場所で使う、アンテナを通信衛星に向ける、正しい通話姿勢をとる　など）
	●相手の衛星電話番号を把握しているか　　　　　など

③支援の要請

1）DMATの派遣要請

　実際のDMATの派遣要請は、被災地域の都道府県が定められた基準に基づいて行います。

　特に、南海トラフ地震（東海地震、東南海・南海地震を含む）または首都直下地震の場合は、管内のDMAT指定医療機関および全国の都道府県に対してDMATの派遣を要請することができることになっています。

　また厚生労働省は、被災地域の都道府県から派遣要請がない場合であっても、緊急の必要があると認めるときは、被災地域以外の都道府県等に対してDMATの派遣要請をすることができます。

2）災害時相互支援協定

　それぞれの医療機関が近隣、あるいは遠隔地の医療機関との間で災害時相互支援協定を結んでいる場合には、誰が、どのような支援要請を行うかを決めておく必要があります。

　特に支援要請の内容は、「医師3名と看護師5名」、「生理食塩液、100mLを20本」などのように具体的に示すことが重要です。

④支援の受け入れ

DMATをはじめとした支援チームは、支援先の医療機関の詳しい状況などが分からないまま参集します。効率的な支援活動を進めてもらうために、次のような受け入れ体制を整えておきましょう。

1）受け入れ窓口の明確化

支援チームは医師・看護師など多職種で構成されており、その活動内容も医療機関の状況に応じて多岐にわたります。また、受け入れる医療機関側の職員と連携して動く必要があります。支援チームを受け入れる窓口担当を決めて、その職員が連絡や調整を行うことによって業務が円滑に進むよう努めます。

受け入れ窓口となる職員には、さまざまな連絡・調整事項が集中することが想定されますので、不在時の代理者も決めておくことが求められます。

2）支援チームの待機場所の提供

支援チームが活動するにあたっては、会議室など大きめの部屋を待機場所として提供することが必要です。待機場所には、電源コンセント、LANジャック、ホワイトボードなどがあるとよいでしょう。

あわせて、待機場所とは別に仮眠の場所を確保することも必要です。

3）支援物資の保管場所

支援物資の保管場所および責任者も決めておきます。支援物資のうち医薬品については、薬剤師を保管責任者とします。

4）その他

支援チームの円滑な活動のために、受援計画では次の点も準備します。

ⅰ）医療機関を理解してもらうためのツール

診療科の概要、組織図、院内設備の状況、交通アクセス、館内案内図、さらに地域の医療機関の情報など、支援チームに医療機関の全体像を理解してもらうための資料が必要です。

ⅱ）定期的ミーティング

被災時には平常時とは異なるさまざまな課題が出てきます。その一方で、支援する側も支援される側も多職種で活動していますから、課題解決に向けて情

報共有と連携のための定期的ミーティングが重要です。

ⅲ）支援の終了
　受援計画では、医療機関の機能がどの程度まで戻った段階で支援チームの活動を終了してもらうかの目安を決めておき、そのときの状況に応じて判断します。

3　教育および訓練

　医療機関のBCPは、地震が発生した際に不足したり欠けたりする経営資源、例えば、職員や建物・設備、そしてライフラインをどのように補い、医療サービスを継続していくかを説明した計画です。このBCPは実際には、紙や電子データの形に落としこまれているわけですが、こうしたBCPが存在することと、それが的確に運用できることとは別のことです。
　BCPを実効性の高いものにするためには、医療機関の経営者はもちろん、医師・看護師・コメディカルなど職場の全員がBCPの内容を理解し、その重要性を認識していることが極めて重要です。
　しかし、自院のBCPを院内のイントラネットに掲載したり、また紙ベースのBCPを配布したりするだけでは、すべての職員がその内容を実践できるということにはなりません。
　自院のBCPが院内に根付き、当該医療機関の文化や風土として当たり前のように定着させるためには、教育および訓練を継続して行うことが求められます。

(1)教育

　医療機関においてBCPを定着させるためには、まず、すべての職員がBCPの必要性を認識し、その内容を十分に理解していることが重要です。
　地震が発生した際、実際にBCPに定められた内容を実践するのは一人ひとりの職員ですから、次のような内容を研修会・勉強会の形で全職員に伝達し共有しておくことが必要です。

研修会・勉強会の内容	●BCPの概念や必要性	
	●想定されるリスク事象などの基礎知識	
	●自院のBCPの概要	
	●初動のアクションプラン	
	●職員の自宅における防災	など

　このような教育を実施するタイミングは、時期を決めて定期的に行うことが重要です。さらに、BCPをテーマにした教育を通常業務と切り離して考えるのではなく、新入職員研修や実務者研修など人材教育の一環として行うことがポイントです。あわせて、医療機関においてBCPの見直しや改訂を実施したときに行うことも検討するとよいでしょう。

　ここでは、BCPが発動される段階で重要な役割を果たす、「初動のアクションプラン」と「職員の自宅における防災」について、職員教育でカバーするべき内容を説明します。

①初動のアクションプラン

　このアクションプランは、被災直後の数時間、医療機関の職員が誰かの指示を待つのではなく、自ら動けるようにするものです。

　地震が発生した後、BCP対策本部が立ち上がり、その本部が院内の各部門に明確な指示・命令を出せる段階までには時間が必要です。大きな揺れがおさまった直後から数時間程度は、院内も大混乱している状況にありますから、それぞれの職員が本部からの指示を待つのではなく、BCPで定められた自らの役割を果たせることが重要になります。

　職員教育では、それぞれの職員が現場において、地震発生後数時間程度、例えば6時間程度以内に行うべき項目を「初動のアクションプラン」として周知徹底しておくことが求められます。

　以下は、「初動のアクションプラン」の中で対応するべき項目ですが、それぞれが同時並行的に行われるものです。

1）自らの安全確保と周囲の負傷者救出

　地震の大きな揺れが続く間は、自らの安全を確保します。大きな揺れがおさまった段階で、自分の周囲に設備の破損や医療機器類の下敷き等によって負傷し

た同僚がいないか確認し、負傷者がいれば救出します。

2）初期消火

　職場で火災が発生している場合、まず周囲に大声で知らせて協力を仰ぎ、その上で初期消火を行います。初期消火で鎮火できないときは、逃げ遅れないようにします。

3）対策本部の立ち上げ

　対策本部要員として指名されている職員は、速やかに対策本部が設置される場所に参集します。

　地震が夜間や休日に起こった場合は、まず夜間・休日シフトのメンバーでチームを編成して活動することになります。順次、職員が参集するとともに、本来の対策本部メンバーに拡大していきます。

4）患者の安全確保

　患者の安全確保は、最優先で行います。あわせて、医師・看護師が連携して患者のバイタルの安定化を図ります。

5）院内の被害の確認

　医療機関内の被害状況を確認し、本部に報告します。報告にあたっては、あらかじめ決められた様式で報告することで、とりまとめを効率的に行えます。

　特に、医療サービスの提供に欠かせない、建物・医療機器および電気・ガス・水道などライフラインの被害状況は速やかに確認を終えます。

　あわせて、感染対策に関する設備として、トイレの被害状況を確認することも必要です。

6）ライフラインの復旧

　ライフラインの復旧に向けて、応急修理や修理業者の手配などを行います。あわせて、自家用発電設備の稼働など必要な対応を進めます。

7）不足する資源の調達

　医療サービスの提供に必要な資器材の在庫を確認し、不足分について関係する事業者に発注します。診療材料や薬剤・消耗品などに加えて、食料や水などの備蓄についても確認の上、調達することが求められます。

8）医療機関としての対応方針決定

　　院内の被害状況の確認結果を踏まえて、今後、医療機関として医療サービスの継続ができるか否かなど、当面の対応方針を決定します。

　　患者を受け入れられるかどうか、また受け入れが可能な場合はその人数なども判断します。

②職員の自宅における防災

　　医療サービスの提供を継続するためには、さまざまな経営資源が必要ですが、その中でも職員が最も重要であるといっても過言ではありません。

　　病棟や医療機器が無事であり、電気・ガス・水道などのライフラインが復旧しても、医療サービスを支える職員が不在では、医療機関において事業の継続はできません。

　　地震がいつ、どこで発生するかを正確に予知することは、今のところできません。つまり、職員が医療機関で勤務しているときに地震が起こるとは限らず、夜間や休日など自宅にいるときに地震に見舞われることも十分考えられます。

　　これまで、医療機関のBCPを考える中で、勤務中の職員を守るためのさまざまな対策を検討してきましたが、その一方で、もし職員が自宅で家具の下敷きになりケガをしてしまうと、医療機関の復旧や事業継続に参加することはできません。また、職員自身が無事であっても、その家族が負傷したり、亡くなったりすると、職員が速やかに職場復帰することも難しくなるでしょう。

　　首都直下地震クラスの大きな揺れに見舞われたとき、職員やその家族の身を守ってくれるのは、防災に関する知識であり、備蓄であり、また家族間のコミュニケーションです。医療機関は、自院の職員が自宅においても身を守れるように、以下の項目について院内教育を進めておくことが求められます。

1）地震の揺れから身を守る

　　職員が医療機関内にいる場合でも、また自宅にいる場合でも、地震の大きな揺れから身を守る術（すべ）は同じです。

ⅰ）住まいの耐震性

　　大きな揺れによって建物が倒壊した場合、そこで生き残ることは難しくなります。特に、新耐震基準が適用される前（1981年5月31日まで）に建築確認申請された建物は、大地震に対する安全性が低いと考えられています。耐震診断を受け、必要な耐震化工事を行うことを検討します。

　　自治体によっては、耐震診断や耐震化工事に必要な費用を補助する制度を設けている場合がありますから、確認するとよいでしょう。

　　また、これから自分の住まいを選ぶ職員に対しては、建物の耐震性についても啓発します。

ⅱ）家具や電気製品の転倒防止

　　近年の地震による負傷者の30％～50％は、家具や電化製品の転倒や落下、そして移動によるものとされています。自宅の家具、冷蔵庫などの大型電気製品は、大地震が起こると必ず倒れるものと考え準備を進めます。

　　家具類の転倒・落下・移動対策としては、次のようなことが考えられます。

家具類の転倒・落下・移動対策	●納戸や据え付け収納家具などを使い、できるだけ生活空間に家具を置かない（特に、寝室には背の高い家具を置かない）
	●タンスや食器棚などは、壁に固定する
	●書棚は壁に固定するとともに、重い書籍は下の段に入れる
	●家具は、万が一倒れても、出入り口をふさがないように置く
	●机の上のパソコンは粘着マットなどの上に置く
	●窓ガラスは、強化ガラスに入れ替える、あるいは飛散防止フィルムを貼る　　　　　　　　　　　　　　　　　　　など

2）水・食料の備蓄

　　大きな地震が起こると、電気・ガス・水道などのライフラインが停止するとともに、物流が乱れることにより、食料品などさまざまな物資の入手が困難となります。

　　発災後は、当面自宅にとどまり生活することを余儀なくされますので、救援物資が届くまでの間、家族が過ごせるように水・食料などを備蓄しておくことが求められます。

　　それぞれの家庭においても、最低3日分、できれば1週間以上、持ちこたえられる量を準備します。

3）家族間の安否確認方法

　地震が起こった際、家族全員が同じ場所にいるとは限りません。お互いの安否がわからず心配になり、外に探しに出て、余震や火災に巻き込まれる危険があります。

　平常時に使える携帯電話がつながりにくくなることも考えられますから、家族間の安否確認方法、例えば、「災害用伝言ダイヤル（171）」などのサービスを利用することをあらかじめ決めておくとよいでしょう。

(2)訓練

　首都直下地震や南海トラフ巨大地震のような緊急事態においても、医療機関は、その社会的使命を的確に果たすことを求められます。

　特に、医療機関では時間的に切迫する中、在院患者への対応と、新たな患者を受け入れるための診療機能の継続という2つのニーズに対して、限られた経営資源をどのように配分していくかについて的確な判断を行うことが求められます。

　これまでに発生した大規模災害を振り返ってみると、BCPが策定されていた医療機関であっても、必ずしもそれらの計画が的確に運用されていたとはいえません。これはBCPがあっても、それを実際に運用できるかどうかの検証が不十分だったためと考えられます。

　ここでは、策定したBCPの実効性を向上させるために行う訓練について考えます。

①訓練とは
1）目的
　訓練の目的をまとめると次のようになります。

ⅰ）災害時に医療機関が受ける被害のイメージを再確認する
　災害発生時には、医療機関そのものはもちろん、電気・ガス・水道のライフライン、そして通信や交通など医療機関を取り巻く状況が悪化するとともに、行政や非被災地域からの支援が必ずしも要請どおりに得られるとは限りません。

　さまざまな被災シナリオを使って訓練することで、自院が見舞われる被害のイメージを再確認し、それを職員全員で共有することができます。

ⅱ）BCPの見直しを行う

　実際に訓練を実施すると、手順どおりに進まないことや足りない資器材が出てくるなど、BCPの不備や改善点が明らかになります。実施した訓練の結果を踏まえてBCPを見直し、修正することが大切です。

　あわせて、故障している医療機器類の修理や足りない備蓄品の購入など、防災・減災に必要な事項に対応します。

ⅲ）BCPへの理解を深め、実践能力を高める

　BCPは策定して終わりではなく、それが的確に実践されてこそ意味があります。

　医師、看護師、コメディカルなど医療機関の職員が計画の内容を理解しているとともに、実際の災害時に計画どおり動けることが極めて重要です。

　訓練を繰り返すことによって計画の内容が身につき、また実際に身体を動かすことで、その災害対応力を高めることができます。

2）訓練の準備

　訓練は、実際に地震に見舞われた際、的確に行動できるよう、つまりBCPの実効性を高めるために行います。訓練参加者がうまく対応できるような安易なシナリオを設定するのではなく、むしろ課題や問題点が浮かび上がり、それがBCPの水準向上に結びつくように準備を進めることが大切です。

　訓練の準備にあたっては、次の点に留意するとよいでしょう。

ⅰ）訓練の範囲とする項目

　訓練の範囲は、訓練の規模や参加者を勘案して、特定の項目に絞る場合、また全体を通して確認を行う場合などさまざまです。

　特定の項目についての訓練としては、本部の立ち上げ、外部からの負傷者受け入れ、ライフラインの被災状況確認などがあります。

　また全体を通して確認を行う場合も、被災直後の初動場面、一定時間経過後の医療サービスの提供継続など、ある程度ポイントを絞ったほうがよいでしょう。

　被害が甚大で、診療の継続が難しいと判断した場合でも、患者が殺到しないように自院の被害状況を外部に周知する、また他の医療機関への患者搬送などを行いますから、それらに関する訓練が必要となります。

ⅱ）訓練を実施する日程

　訓練には、医師、看護師、コメディカルなどの職員が可能な限り参加できることが望ましいわけですが、実際には平常時に入院患者を抱え、また外来診療を行いながら実施することになりますから、日常業務への影響も考慮して日程を決めましょう。

　また災害は、職員の数が少ない夜間や休日に発生することも想定されますから、平日の日勤帯だけではなく、職員の配置が手薄になる時間帯を想定した訓練の実施も検討します。

ⅲ）BCPの設定に対する柔軟な対応

　BCPはあくまでも計画ですから、実際の災害時にはBCPで想定していないことが起こり得ます。

　例えば、ロビーをトリアージの場所として使う、そして大会議室はボランティアの待機場所として使うと決めていても、実際にはそれらの場所の被害が大きくて使えないことがあります。また、それぞれの職員に初期消火班、避難誘導班などの役割を与えていても、災害時には負傷するなどしてそれぞれの班に欠員が出ることも予想されます。

　訓練を進めるときには、BCPの設定とは異なるシナリオを参加者に示し、臨機応変な判断や対応が必要であることを理解してもらうことも必要です。

ⅳ）近隣住民との連携

　訓練は、地元の消防署などを含め行政機関と協同で行うことが重要ですが、それに加えて、近隣住民との連携も必要です。

　特に夜間・休日など医療機関にいる職員が少ない時間帯に災害が発生した場合は、地元住民の協力が大きな役割を果たします。平常時から協力体制を確立して、病院と地域が一体となった訓練を行うことも検討しましょう。

　ただし、地元住民は医療や災害の専門家ではありませんから、患者対応などで協力を得る場合は、その範囲については平常時から明確にしておくことが大切です。

②訓練の実施

　ここでは訓練を実施するにあたり、どのような範囲を対象として行うとよいか、いくつかの項目や場面をあげて説明します。医療機関の規模や職員の数、また自院が地域医療において担う機能などの要素を考慮したうえで、それぞれの項目を組み

合わせて訓練を進めます。

1）本部立ち上げに関する訓練

ⅰ）主な訓練項目

　　本部は、災害時に時間が切迫する中で、限られた経営資源を配分し的確な指示を出すという重要な役割を担っています。被災後、速やかに本部を立ち上げ、一刻も早く初動対応を行うことが必須です。

　　本部立ち上げに関する主な訓練項目としては、次のようなことがあります（図2）。

■図2　本部立ち上げに関する訓練

主な訓練項目	内容
1）本部の設置	●本部立ち上げを宣言し、決められた場所に本部要員を招集する
2）要員体制の確立	●職員の参集状況に応じて、被災後の役割分担を決め、要員体制を確立する
3）外部からの情報入手	●電気・ガス・水道などのライフライン、道路・鉄道などの被災状況を確認する ●行政機関や近隣病院などとの連絡チャネルを確保する
4）医療サービス継続の可否決定	●自院の被災状況を確認し、医療サービス継続の可否を決定する ●医療サービス継続のために必要な支援要請を行う
5）院内での情報共有および指示	●立ち上げた本部体制について院内に周知する ●必要な緊急対応について指示する ●医療サービスの継続およびその内容につき指示する ●医療サービスを継続しない場合は、患者転院等の指示を行う ●外部の被災状況などを周知することで、院内のパニックを防ぐ
6）外部への連絡	●被災状況の連絡（EMIS：広域災害・救急医療情報システムへの登録など） ●医療品などの支援要請を行う

（「病院における防災訓練マニュアル（東京都福祉保健局）」をもとに筆者作成）

ⅱ）訓練におけるポイント

　ａ）本部の設置場所

　　　建物の被災状況によっては、予定していた場所に本部が設置できないことがあり得ます。BCPで代替場所を決めていない場合は、被災時のさまざまな状況に応じて柔軟に設置します。

　　　その際、停電によりエレベーターが使えない可能性が高いことを前提とする、また建物の損傷などで危険な場所を通らずにアクセスできる場所にする、などの点を押さえておきましょう。

　ｂ）通信手段やアクセス

　　　院内の通信連絡網、外部との通信手段が確保できない場合、また道路が寸断されて外部からの支援受け入れが難しい場合の対応も訓練します。

　ｃ）外部機関との連絡・情報共有

　　　行政機関や近隣の医療機関など外部機関との連絡・情報共有に関する訓練を行う場合は、当該機関と連携して同時に訓練を行う、あるいは訓練時には院内で仮にその役割を担う人を置くなどするとよいでしょう。

2）職員の安全確保と安否確認

ⅰ）安全確保と安否確認

　　地震で大きな揺れが起こったときの行動は周りの人に声をかけながら、あわてず自身の安全を確保することが基本です。院内の場合、まず頭を保護し、丈夫な机の下など安全な場所に避難します。

　　その後、地震の揺れが落ち着いた段階で、安否確認を行います。

ⅱ）訓練におけるポイント

　ａ）安否確認

　　　院内および院外の職員の安否確認を行います。

院内にいる職員の安否確認	●無事な職員および負傷した職員の数を確認します。負傷した職員については、医師と看護師が連携し応急手当を行います
院外にいる職員の安否確認	●安否確認システムなどを使い、院外にいる職員の安否確認を行います。あわせて、出勤が可能かどうかの確認も進めます

b）安否確認システム

　　安否確認システムを導入している病院が増えていますが、システムを導入するだけでは十分ではなく、職員が自らの安否を登録できてこそ意味があります。

　　職員に安否確認システムに慣れてもらうためには、その使い方を十分理解してもらう必要があります。訓練とは別に、事前に研修会などで使用方法を説明しておくことが望ましいでしょう。その上で訓練の機会をとらえて、災害時に自身の安否を入力することの重要性について職員に周知します。

c）緊急連絡網による安否確認

　　安否確認システムを導入しておらず、院外にいる職員の安否確認を電話や携帯メールを使って行う医療機関もあります。

　　ただ、大地震に見舞われる中、残された職員は災害復旧など進めるべき優先業務がありますから、手作業で安否確認を続ける要員を確保できるとは限りません。

　　そのような状況に備えて、「職員本人と家族の安全、さらに通勤経路の安全が確認できた段階で参集する」などのルールを決めておくことも必要となります。

　　また、このように安否確認を手作業で行う医療機関は、その担当者を決めておくとともに、必ず代行者も設定しておきましょう。あわせて、緊急連絡網は常に最新の情報に更新しておきましょう。

3）患者・来訪者の安全確保に関する訓練
ⅰ）主な訓練項目

　　地震発生時には、まず職員は自らの安全確保を優先することになりますが、次に強い揺れがおさまるのを待ちつつ、患者、そして来訪者の安全確保を行う

■図3 患者・来訪者の安全確保に関する訓練

主な訓練項目	内容
1）発災直後の対応	●患者の状況を把握する ●必要に応じて避難誘導を行う ●負傷者に医療処置を行う ●正確な情報を患者等に連絡する ●本部に状況を報告する
2）応急対応	●院内で、必要に応じて患者の移動を行う ●院外への搬送先を確保・手配する

（「病院における防災訓練マニュアル（東京都福祉保健局）」をもとに筆者作成）

必要があります。

　患者・来訪者の安全確保に関する主な訓練項目としては、（図3）のようなことが考えられます。

ⅱ）訓練におけるポイント
　a）在院患者等の状況把握
　　　負傷者数が多い場合は院外に搬送先を確保する必要があります。また、医療処置を行うべき患者が多数いることも考えられますから、医療機関内の患者情報は短時間で正確に把握します。次のような項目に留意して進めましょう。

在院患者等の 状況把握の留意点	●院内にいる患者数（入院および外来）
	●被災による負傷者数
	●逃げ遅れた患者の有無
	●転院を必要とする患者数
	●一時帰宅が可能な患者数　　　　　　　　　　　　　など

　b）避難誘導
　　　避難誘導にあたっては、歩行可能な患者、ストレッチャーで運ぶ患者、その他特別な配慮を要する患者の区別を明確にして対応します。

c）院外への搬送

　　患者の疾病やケガの状況によっては、搬送先を確保する必要があります。特に、透析などの特別な医療を必要とする患者については、搬送先の病院機能にも注意します。

d）その他

●各病室を回り、安否確認を行う際、あわせて声かけをすることによって患者の不安を減らす
●ガス漏れの可能性を考えて、確認ができるまで火気の使用は禁止する
●余震に備えて、使用していない点滴棒などの医療機器類は安全な位置に移動させる
●医療処置は医師の口頭指示となることもあるため、看護師が看護記録をとる
●重症患者については、バイタルサインを頻回に観察する　　　　　　　　　　など

4）建物・ライフライン・設備等の安全確保に関する訓練

ⅰ）主な訓練項目

　　建物・ライフライン・設備等の状況によっては、診療を継続できない可能性もあります。また診療を継続できる場合でも、その水準を判断する必要がありますから、建物などの保全を担当する職員でその被災状況を速やかに確認します。

　　建物・ライフライン・設備等の安全確保に関する主な訓練項目としては、（図4）のようなことが考えられます。

ⅱ）訓練におけるポイント

a）職員のシフト

　　建物・ライフライン・設備等の安全確保は発災後の初動として非常に重要な手順です。しかし、実際の災害発生時には、建物などの保全を担当する職員が負傷している、また夜間・休日で不在ということも考えられます。

　　担当する職員の数が足りない場合に備えて他の担当者をシフトする、また在宅の職員を招集するという訓練も含めるとよいでしょう。

■図4　建物・ライフライン・設備等の安全確保に関する訓練

主な訓練項目	内容
1）発災直後の対応	●建物の点検と損傷具合の把握 ●建物の使用が危険と判断される場合は立ち入り禁止とする ●火災の有無確認（初期消火を行う） ●二次災害発生の有無確認 ●火気および危険物の使用停止を徹底 ●ライフラインの停止状況の確認 ●エレベーター内の閉じ込めの確認 ●本部への報告
2）応急対応	●ライフライン事業者への連絡 ●ライフラインの代替手段の確保 ●エレベーター事業者への連絡 ●行政機関等への支援要請

（「病院における防災訓練マニュアル（東京都福祉保健局）」をもとに筆者作成）

b）障害物撤去・非常口開放状況の確認

　　院内を回って建物や設備の状況点検を行うときにあわせて、屋内階段や非常階段などの避難経路上に障害物が置かれていないかどうかを確認し、見つけた場合は撤去します。

　　また、非常口となる扉については、完全に開くことができるかどうかを確認します。

c）エレベーターでの閉じ込め

　　エレベーターは、大きな揺れを感じると自動的に最寄りの階に停止することになっていますから、その階で降りて自らの安全を確保します。

　　しかし、エレベーターの「最寄りの階に停止する機能」が作動せず、閉じ込められた場合は、次の対応をします。

エレベーターでの 閉じ込めへの対応	●すべての行先階ボタンを押し、それでも動かない場合は、エレベーター内のインターホンで保守会社に連絡をして救出を待つ
	●インターホンが、院内の防災センターなどにつながる場合は、それを受けた職員がエレベーター事業者に連絡する
	●ドアをこじ開けない、また天井からカゴの外に出ようとしない　　　　　　　　　　　　　　　　　　　　　　など

　　非常に大きな地震が発生したときは、救出されるまでに長時間を要することが予想されます。エレベーター内で、落ち着いて復旧を待てるように、水、食料、簡易トイレ、救急用品などを入れたエレベーター用備蓄ボックスの導入を検討するとよいでしょう。

　ｄ）ライフライン等の代替手段の点検
　　電気・ガス・水道などのライフラインの代替手段としてさまざまな準備をしていても、実際の災害時に使えないのでは意味がありません。訓練では、次の点を確認しておきます。

ライフライン等の 代替手段の確認点	●自家用発電設備の稼働（備蓄燃料を含む）
	●衛星携帯電話の使用方法
	●井戸水の使用を想定している場合は、その水質
	●防災備蓄用品の数と使用期限　　　　　　　　など

　　ライフライン等の代替手段はすぐに使える状態にあることが重要ですが、あわせて、被災時にすべての職員が使えることが求められます。
　　自家用発電設備などの日常業務で使わない設備・機器について、担当者が不在のために使い方がわからないという状況にならないよう、使用方法を周知しておくことが大切です。

5）医薬品・医療資器材に関する訓練
ⅰ）主な訓練項目
　　医薬品・医療資器材に関する主な訓練項目としては、（図5）のようなことが考えられます。

■図5　医薬品・医療資器材に関する訓練

主な訓練項目	内容
1）発災直後の対応	●院内の医薬品・医療資器材の破損状況の確認 ●使用可能な医薬品、医療資器材の整理と選別 ●必要な部門への搬出 ●本部への報告
2）応急対応	●医療資器材の点検、修理手配 ●外部への支援要請

（「病院における防災訓練マニュアル（東京都福祉保健局）」をもとに筆者作成）

ⅱ）訓練のポイント

　a）ライフライン途絶の想定

　　発災直後には、医療資器材が使用可能でも、一定時間経過後に、ライフラインが途絶して使用できなくなることが考えられます。自家用発電設備の燃料切れによって止まると使えなくなる酸素吸入器、人工呼吸器などについての対応を検討することが必要です。

　b）院内にある他の資器材の活用

　　地震の揺れによって外来にある資器材が破損した場合でも、手術部門や病棟にある資器材が使用可能という場合があります。被災時には医療機関内で使用可能な資器材を洗い出して、それらを優先順位の高い部門に集めて対応することも必要です。

③訓練終了後の取り組み

　訓練は実施して終わり、というものではありません。実施した項目ごとに、その結果を整理し、課題と考えられる事項への対応方法について検討を進めることが重要です。

　検討した結果は、BCPに反映させて、医療機関全体で共有していきましょう。

4　情報伝達と外部機関との連携

　自院のBCPを推進するためには、まず、医療機関内において情報伝達が的確に行われることが必要ですが、さらに、外部の関係機関への情報伝達も重要です。

　また、BCPでやるべきことは、自院の力だけでは実践できませんから、遅滞なく情報伝達を行うことで、外部の機関と密接に連携することが可能となります。

　ここでは、BCPの実効性を高めるための、情報伝達と外部機関との連携について考えます。

(1)情報伝達

①情報入手

　的確な情報伝達の前提として、まず被災時の情報入手が重要です。

　大地震が起こった際、その地震の概要や世の中の被災状況は、テレビやラジオなどの報道を通じて入手します。電気・ガス・水道などライフラインの復旧見込みや、行政機関の支援状況などを踏まえて、自院のBCPを展開する必要があるからです。

　停電により電力供給が止まった場合でも、それらの情報媒体から災害情報が入手できるよう、充電式や乾電池式、あるいは手回し式のラジオを準備しておくことが大切です。

　また、自家用発電設備の備えがあれば、テレビによる情報入手も可能となります。

②情報伝達

1）外部への情報伝達

　被災時に外部への情報伝達手段がないと、外部に対して支援要請を行うことができません。例えば、患者を転院させる必要があっても他の医療機関と連絡がとれず、またエレベーターに故障があっても、修理の依頼ができません。

　次のように多様な手段で、外部への情報伝達ができるよう準備しておくことが求められます。

外部への 情報伝達手段	●EMIS（広域災害・救急医療情報システム） 　災害情報や医療機関の被災情報やキャパシティ、さらにDMATの活動状況などを共有できるが、インターネット環境が必要
	●災害時優先電話 　法令に基づき、電気通信事業者が、防災関係の各種機関に提供しているサービス ・あくまで「優先」扱いであり、必ずつながることを保証していない ・電話番号を外部に公表すると災害時に電話が殺到して使えない可能性があるため、公表は避ける ・災害対策本部を設置する場所に置き、発信専用電話として使う
	●固定電話 　電話事業者の規制や停電などにより使えない場合がある
	●ファクシミリ 　多くの情報を個別に伝えることができるが、電話事業者の規制や停電などにより使えない場合がある
	●携帯電話（外線およびメール）
	●衛星電話
	●MCA無線　　　　　　　　　　　　　　　　　　など

2）院内での情報伝達

　院内における情報伝達、そして事業継続に関する指示などのために、以下のような情報伝達手段の確保が必要です。

　それぞれの特徴がありますので、状況に応じて使い分けることが大切です。

院内での 情報伝達手段	●院内のイントラネット 　多くの情報を伝えることができるが、電力供給が途絶えると使えない
	●PHS
	●内線電話
	●館内放送 　一斉に連絡できるが、情報が伝わったかどうか分からない
	●ハンドマイク 　騒がしい場所でも伝達可能であるが、伝達できる範囲が限られる
	●対面による伝達

(2)連携

　医療機関において、BCPで定めた内容を実践するためには、多様な関係者と連携する必要があります。

①連携するべき関係者

　平常時から、次のような連携するべき関係者をリストアップしておくとともに、連絡先のリストを作成しておくことが重要です。また、そのリストは常に最新の情報に更新しておきましょう。

	●市町村の医療関連担当部署
	●消防署・警察署
	●地域の医療機関
	●地区医師会
連絡先リストの例	●電気・ガス・水道（上水道・下水道）などのライフライン事業者
	●医療機器に関する事業者
	●医薬品や医療資器材の納入事業者
	●ITシステム事業者

②連絡先に含めておくべき情報

　連絡先の情報には、次の項目を記載します。

	●関係者名（事業者の企業名など）
	●担当部署
	●担当者名
連絡先情報の項目	●住所
	●電話番号
	●メールアドレス

　それらの情報は、停電時に備えて、電子データだけではなく、紙ベースでも保管しておくことが大切です。ただし、個人情報を含みますから、外部流出しないように注意します。

　また、連絡先情報には、特定個人だけではなく、複数の職員がアクセスできるようにしておきましょう。

【参考図書】
●「病院の事業継続計画」｜ピラールプレス発行、2013年｜第２章－２「病院事業継続計画策定のポイント」（筆者執筆）
●「病院の事業継続計画」｜ピラールプレス発行、2013年｜第２章－３「病院機能の確保」（筆者執筆）
●「病院・介護施設のBCP・災害対応事例集」｜産労総合研究所、2016年｜第１章 「解説編」（筆者執筆）
●「今までなかった！中小企業の防災マニュアル」｜労働調査会｜2018年｜（筆者編著）

【参考資料】
●「防災白書（令和元年版）」（内閣府、令和元年６月）
●「防災基本計画」（内閣府、令和元年５月修正）
●「事業継続ガイドライン－あらゆる危機的事象を乗り越えるための戦略と対応―」（内閣府（防災担当）、平成25年８月）
●「中小企業BCP（事業継続計画）ガイド～緊急事態を生き抜くために～」（中小企業庁、平成20年３月）
●「首都直下地震の被害想定と対策について（最終報告）」（内閣府・中央防災会議・首都直下地震対策検討ワーキンググループ、平成25年12月）
●「災害時における医療体制の充実強化について」（厚生労働省医政局長、平成24年３月21日）
●「病院におけるBCPの考え方に基づいた災害対策マニュアルについて」（厚生労働省医政局指導課長、平成25年９月４日）
●「病院における防災訓練マニュアル」（東京都福祉保健局）
●「トリアージ　ハンドブック」（東京都福祉保健局、平成31年１月）
●「薬剤師のための災害対策マニュアル」（平成23年度厚生労働科学研究「薬局及び薬剤師に関する災害対策マニュアルの策定に関する研究」研究班　報告書（日本薬剤師会ホームページに掲載）、平成24年３月）
●「日本DMAT活動要領の一部改正について」（厚生労働省医政局地域医療計画課長、平成28年３月31日）

【巻末】 参考資料

参考資料①：BCPの基礎知識

事業継続ガイドライン
－あらゆる危機的事象を乗り越えるための戦略と対応－

（第三版 平成25年8月 内閣府 防災担当） ……………………… 124

〔抄録：「Ⅰ 事業継続の取組の必要性と概要」を抜粋〕

参考資料②：首都直下地震の被害の全体像

首都直下地震の被害想定と対策について（最終報告）

（平成25年12月 中央防災会議
首都直下地震対策検討ワーキンググループ） ……………… 129

〔抄録：「第2章 被害想定（人的・物的被害）の概要」／
「第3章 社会・経済への影響と課題」を抜粋〕

参考資料③：BCPの考え方に基づいた病院災害対応計画作成の手引き

病院におけるBCPの考え方に基づいた
災害対策マニュアルについて

（平成25年9月4日 医政指発0904第2号） ………………… 139

事業継続ガイドライン
―あらゆる危機的事象を乗り越えるための戦略と対応―

（第三版 平成25年8月 内閣府 防災担当）
〔抄録：「Ⅰ　事業継続の取組の必要性と概要」を抜粋〕

1.1　事業継続マネジメント（BCM）の概要

大地震等の自然災害、感染症のまん延、テロ等の事件、大事故、サプライチェーン（供給網）の途絶、突発的な経営環境の変化など不測の事態が発生しても、重要な事業を中断させない、または中断しても可能な限り短い期間で復旧させるための方針、体制、手順等を示した計画のことを事業継続計画（Business Continuity Plan、BCP）と呼ぶ。

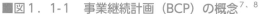

■図1．1-1　事業継続計画（BCP）の概念[7, 8]

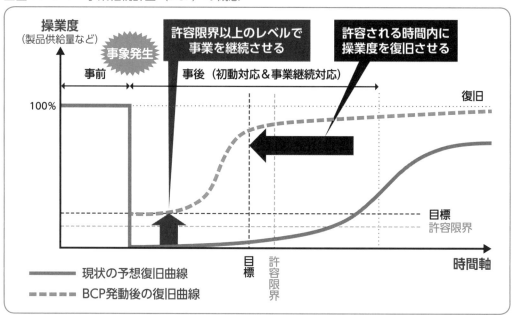

7　例えば、大規模災害が発生した場合、平常時よりも需要が増える製品・サービス、あるいは同業他社の被災により一時的に自社への需要が増える製品・サービスもあるので、それに対応するため操業度が100%を上回る可能性もある。

8　このイメージ図は、企業・組織において、突発的に被害が発生するリスク（地震、水害、テロなど）を主として想定している。段階的かつ長期間にわたり被害が継続するリスク（新型インフルエンザを含む感染症、水不足、電力不足など）は別の形のグラフとなり、そのうちの感染症に係るもののイメージ図を次〔右〕に例示する。

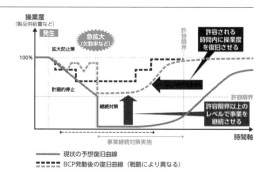

BCP策定や維持・更新、事業継続を実現するための予算・資源の確保、事前対策の実施、取組を浸透させるための教育・訓練の実施、点検、継続的な改善などを行う平常時からのマネジメント活動は、事業継続マネジメント（Business Continuity Management、BCM）と呼ばれ、経営レベルの戦略的活動として位置付けられるものである。[9]ただし、BCMの内容は、自社の事業内容、規模等に応じて経営者がその範囲を判断してよい。ま

た、多額の出費を伴わなくても一定の対応は可能であるため、資金力や人的な余裕がない企業・組織も含め、全ての企業・組織に導入が望まれる。社会・経済全体の期待が高いことを踏まえ、初めから完璧なものを目指して着手に躊躇するのではなく、できることから取組を開始し、その後の継続的改善により徐々に事業継続能力を向上させていくことを強く推奨する。

■図1．1-2　事業継続の取組の流れ

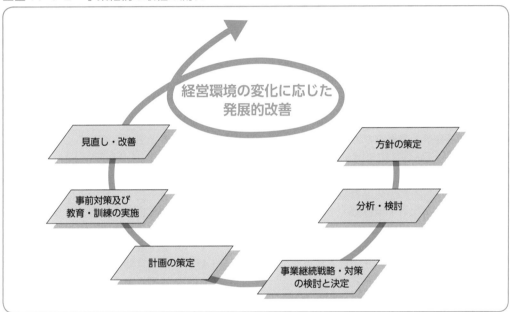

BCMは単なる計画ではなく継続的な取組であり、企業・組織全体のマネジメントとして継続的・体系的に取り組むことが重要である。その手法として、例えば、PDCAサイクル等のマネジメントに関する仕組の活用も有効である。[10]各企業・各組織において既にこのような仕組が導入されている場合は、それと整合させたBCMの導入が有効であろう。

BCMにおいては、特に次の3点が重要であり、これらが不十分である場合は、他の部分を充実させたとしてもその効果は限定的となる可能性が高い。
●不測の事態において事業を継続する仕組
●社内のBCP及びBCMに関する意識の浸透
●事業継続の仕組及び能力を評価・改善する仕組

9　ここでBCMとして説明している内容は、前ガイドラインまで、概ね「事業継続計画（BCP）」の広義に含まれると説明していた。しかし、近年、国際的には、BCPは「不測の事態発生時の対応計画書」という、狭義で用いられることが多く、その整合性を確保するため、本ガイドラインにおいてBCMとして説明することとした。
10　マネジメントに関する仕組の一例としては、ISOのPDCAサイクルを用いるマネジメントシステムがある。なお、事業継続マネジメントシステム（BCMS）ではISO等の認証制度の活用も手段の一つであるが、本ガイドラインは、認証制度、特に第三者認証制度の活用を推奨することを意図している訳ではない。

1.2 企業における従来の防災活動とBCMの関係

例えば、企業におけるBCMは、下表のとおり、従来まで一般的に取り組まれてきた防災活動とも関係が深いが、中心的な発想やアプローチが異なる。BCMにおいては、危機的事象の発生により、活用できる経営資源に制限が生じることを踏まえ、優先すべき重要事業・業務を絞り込み、どの業務をいつまでにどのレベルまで回復させるか、経営判断として決めることが求められるが、この点が

BCMと従来の防災活動で大きく異なる。そのため、防災活動の単なる延長としてBCMを捉えると、その効果を十分に発揮できないおそれがある。

防災活動とは、基本的に事業所等の拠点ごとに検討され、災害による被害を軽減するための対策を講ずるものであり、企業経営の観点からも、今後とも極めて重要である。また、対策の内容にはBCMと重なる部分もある（特に、現地復旧戦略は重なる部分が多い）ため、企業は、BCMと防災活動を並行して推進すべきである。政府は、これら双方

■表1．2-1　企業における従来の防災活動とBCMの比較表[11]

	企業の従来の防災活動	企業の事業継続マネジメント（BCM）
主な目的	●身体・生命の安全確保 ●物的被害の軽減	●身体・生命の安全確保に加え、優先的に継続・復旧すべき重要業務の継続または早期復旧
考慮すべき事象	●拠点がある地域で発生することが想定される災害	●自社の事業中断の原因となり得るあらゆる発生事象（インシデント）
重要視される事項	●以下を最小限にすること ・死傷者数 ・損害額 ●従業員等の安否を確認し、被災者を救助・支援すること ●被害を受けた拠点を早期復旧すること	●死傷者数、損害額を最小限にし、従業員等の安否確認や、被災者の救助・支援を行うことに加え、以下を含む。 ・重要業務の目標復旧時間・目標復旧レベルを達成すること ・経営及び利害関係者への影響を許容範囲内に抑えること ・収益を確保し企業として生き残ること
活動、対策の検討の範囲	●自社の拠点ごと ・本社ビル ・工場 ・データセンター等	●全社的（拠点横断的） ●サプライチェーン等依存関係のある主体 ・委託先 ・調達先 ・供給先　等
取組の単位、主体	●防災部門、総務部門、施設部門等、特定の防災関連部門が取り組む	●経営者を中心に、各事業部門、調達・販売部門、サポート部門（経営企画、広報、財務、総務、情報システム等）が横断的に取り組む
検討すべき戦略・対策の種類	●拠点の損害抑制と被災後の早期復旧の対策（耐震補強、備蓄、二次災害の防止、救助・救援、復旧工事　等）	●代替戦略（代替拠点の確保、拠点や設備の二重化、OEMの実施　等） ●現地復旧戦略（防災活動の拠点の対策と共通する対策が多い）

11　本表は、NPO法人事業継続推進機構「標準テキスト」の比較表等を参考に、新たに作成している。

のため、懸念の大きい災害の被害想定やインフラの復旧見込み等を推定・公表し、インフラへの対策投資等の努力を引き続き行う。また、地方公共団体や指定公共機関等の社会インフラ事業者にも、同様の対応を要請する。

1.3 事業継続マネジメント（BCM）の必要性

企業・組織は、様々な危機的な発生事象（インシデント）に直面しても、取引先をはじめ、社内外の利害関係者から、重要な事業の継続または早期の復旧を望まれている。したがって、このような利害関係者のニーズと期待を十分に認識し、BCMを積極的に経営戦略に反映すべきである。

実際、大地震、洪水等が世界各地で甚大な被害をもたらし、多くの企業・組織が操業停止に追い込まれる例が続いている。この場合、仮に廃業を免れても、復旧に時間がかかり顧客を失うと、その後に顧客を取り戻すことは容易ではないことが実例からも示されている。

さらに、近年、企業・組織は生産効率の向上等を目指して分業化及び外注化を進めてきたことから、原材料の供給、部品の生産、組立、輸送、販売などに携わる企業・組織のどれかが被災すると、サプライチェーン全体が止まり、国内はもちろん世界的にも影響を及ぼしかねない状況となっている。[12]

このような中で、企業・組織は、自らの生き残りと顧客や社会への供給責任等[13] を果たすため、どのような事態が発生しても重要な事業が継続・早期復旧できるよう、BCMを導入する必要性が一層高まっている。

また、BCMは、社会や地域における企業・組織の責任の観点からも必要と認識されるべきである。災害対策基本法に基づく国の「防災基本計画」においても、「災害時に重要業務を継続するための事業継続計画を策定・運用するよう努める」ことが、企業の果たす役割の一つとして記載されている。また、平成25年度の災害対策基本法改正では、事業者の責務として、「災害応急対策又は災害復旧に必要な物資若しくは資材又は役務の供給又は提供を業とする者は、基本理念にのつとり、災害時においてもこれらの事業活動を継続的に実施するとともに、当該事業活動に関し、国又は地方公共団体が実施する防災に関する施策に協力するように努めなければならない。」（第7条第2項）とする規定が追加された。[14]

さらに、BCMに取り組むことによって、緊急時にも製品・サービスなどの供給が期待できることから、取引先から評価され、新たな顧客の獲得や取引拡大につながり、投資家からの信頼性が向上するなど、平常時の企業競争力の強化といったメリットもある。[15]

1.4 経営者に求められる事項

これまで述べてきたとおり、事業継続の取組を行うことは企業・組織の経営者[16]の責任として認識されるべきであり、経営者は平常時も有事にもリーダーシップを発揮し、率先して、特に以下の事項を行うことが必要である。
●BCMの必要性とメリットを理解し、相応の時間と労力、投資が必要であることも理解した上で、BCMの導入を決定し、自社

---

12 東日本大震災では、国内の影響が海外にまで及んだが、逆に、タイの水害のように、海外の影響が国内に及ぶことも多い。このように、サプライチェーンの重要性を鑑みても、BCMは必要である。

13 供給責任の他に、法令や条例による規制の遵守（株主総会の開催や、税務申告、有価証券報告書の提出、製薬企業における副作用報告等の期限等）、調達先や従業員等への支払の責務などが考えられる。

14 新型インフルエンザ対策等特別措置法及び新型インフルエンザ対策行動計画等においても、指定公共機関に新型インフルエンザ等対策の内容、実施方法、体制、関係機関との連携等に関する業務計画を定め、まん延時における事業実施の確保等を求めており、登録事業者には医療の提供並びに国民生活及び国民経済の安定に寄与する業務を継続的に実施するよう努めなければならないとしている。

15 その他に、以下のようなメリットが例示できる。
　・自社及び地域の雇用維持
　・同業他社の供給力が低下した場合における代替
　・復旧や復興に係る需要を得る機会の獲得

16 企業・組織の経営及び運営に責任を持つトップの人物またはグループを、ここでは経営者と総称する。

の重要事項として実施させること
- 自社の経営理念（存在意義など）やビジョン（将来の絵姿）を踏まえ、経営と連関の取れたBCMの基本方針の策定、経営資源の割り当て、戦略策定、BCP等の計画策定、対策等の実施、見直し・改善などについて、的確に判断し、実行させること
- BCMに関する議論、調整、改善などに、自らのスケジュールを確保して、積極的に参画すること
- BCMについて利害関係者からの理解を求めること
- BCM及び事業継続能力について適宜、情報発信することにより、取引先等、企業・組織にとって重要な利害関係者に対する信頼構築に努めること[17]
- BCMを通じて、企業価値を高める体制を構築することで、競争力を磨き高め、取引や利益等の拡大を目指すこと
- BCPの発動時において、戦略や対策の選択に的確な判断を行い、予想を超えた事態が発生した場合には、既存BCPを柔軟に活用し臨機応変な判断・対応指示を行うこと

1.5　事業継続マネジメント（BCM）の全体プロセス

　BCMにおける実際の取組は下図のようなプロセスで構成される。次章以降にて各プロセスについて説明する。

■図1．5-1　事業継続マネジメント（BCM）の各プロセス[18]

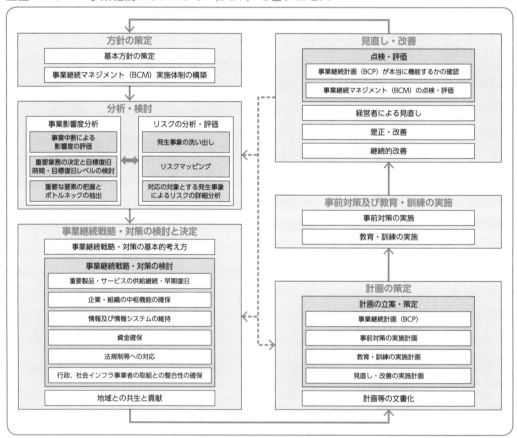

17　取組の概要について、有価証券報告書や事業報告書等で積極的に開示することも推奨する。
18　本図では、見直し・改善から方針の策定へ実線の矢印を記しているが、実際には分析・検討以降のプロセスに直接つながる事項も多いため、その部分を破線の矢印で記している。

首都直下地震の被害想定と対策について
（最終報告）

（平成25年12月 中央防災会議 首都直下地震対策検討ワーキンググループ）
〔抄録：「第2章 被害想定（人的・物的被害）の概要」／
「第3章 社会・経済への影響と課題」を抜粋〕

第2章 被害想定（人的・物的被害）の概要

　首都直下地震の被害想定は、マグニチュード7クラスの都区部直下の地震と、マグニチュード8クラスの大正関東地震クラスの地震について行った。個別被害の数量については別添資料1〔未掲載〕、分野別の被害の様相については別添資料2〔未掲載〕に詳細に記載している。

　以下では、マグニチュード7クラスの都区部直下の地震のうち、首都中枢機能への影響や被災量が概ね最も大きくなる都心南部直下の地震の被害想定について概要を示す。

　ただし、ここに記載した数量は、震源断層域が数km違うだけでも異なるものであり、都区部直下の地震のうち、概ねの被害最大のケースを示したものである。特に分野毎の被災量は、震源断層域が少し異なるだけで、被災量に大きな違いが生じるという性質のものである。

　被害の様相は、発災時の応急対策や企業活動等、対策の検討をするため、これまでのように単に人的・物的被害等の定量的な想定をするだけでなく、分野別の被害想定をもとに、それぞれの被害が発生した場合の被災地の状況に関して、時間経過を踏まえ、相互に関連して発生しうる事象をより現実的に想定し、対応の困難性を明確化することに努めた。

　これにより、行政のみならず、個別の施設管理者や民間企業、地域、居住者、通勤・通学者、来街者等が、防災・減災対策を検討し、備えるべきことを具体的に確認するため

の材料として活用されることを期待するものである。

　なお、この被害の様相は、あくまで一つの想定として作成したものであり、実際に首都直下地震が発生した場合に、この様相どおりの事象が必ず発生するというものではないことに留意が必要である。危機管理上はより厳しい設定のもと、有効な対策が講じられることが望ましいこと、また、応急・復旧活動等に当たる関係機関・事業者にあっては、当該被害の様相を上回る過酷事象への対応、一刻も早い復旧のための対策が講じられることを期待するものである。

1．膨大な建物被害と人的被害

・震度6強以上の強い揺れの地域では、特に都心部を囲むように分布している木造住宅密集市街地等において、老朽化が進んでいたり、耐震性の低い木造家屋等が多数倒壊するほか、急傾斜地の崩壊等による家屋等の損壊で、家屋の下敷による死傷等、多数の人的被害が発生する。
【揺れによる全壊家屋：約175,000棟】【建物倒壊による死者：最大 約11,000人】

・家具の下敷きや、家屋の損壊に伴う出口の閉塞等により、多くの自力脱出困難者が発生するが、救命・救助活動が間に合わず、時間の経過による体力の消耗、火災や余震に伴う建物被害が増大した場合、死者が増大する。
【揺れによる建物被害に伴う要救助者：最大 約72,000人】

2．市街地火災の多発と延焼

・地震発生直後から、火災が連続的、同時に多発し、地震に伴う大規模な断水による消火栓の機能停止、深刻な交通渋滞による消防車両のアクセス困難、同時多発火災による消防力の分散等により、環状六号線から八号線の間をはじめとして、木造住宅密集市街地が広域的に連担している地区を中心に、大規模な延焼火災に至ることが想定される。
【地震火災による焼失：最大 約412,000棟、倒壊等と合わせ最大 約610,000棟】

・同時に複数の地点で出火することによって四方を火災で取り囲まれたり、火災旋風の発生等により、逃げ惑い等が生じ、大量の人的被害がでるおそれがある。
【火災による死者：最大 約16,000人、建物倒壊等と合わせ最大 約23,000人】

3．ライフライン

（1）電力

・地震直後は、火力発電所の運転停止等による供給能力が5割程度に低下し、需給バランスが不安定となり、広域で停電が発生する。また、東京都区部では、電柱（電線）、変電所、送電線（鉄塔）の被害等による停電も発生するが、電柱（電線）等の被害による停電は全体の約1割以下である。

・震度分布によっては、東京湾沿岸の火力発電所の大部分が運転を停止することも想定されるが、電力事業者の供給能力は、関東以外の広域的な電力融通を見込んでも、夏場のピーク時の需要に対して約5割程度の供給能力となることも想定される。湾岸の大部分の火力発電所が被災した場合、最悪、5割程度の供給が1週間以上継続することも想定される。このため、需要が供給能力を上回る場合、需要抑制（節電要請、電力使用制限令、計画停電等）が必要となることが考えられる。

・公的機関や民間の重要施設については、非常用発電設備が確保されているが、消防法等により燃料の備蓄量が限られていることから、停電が長期化した場合は非常用電力が得られなくなる可能性がある。また、発災後は燃料の需要が集中すること、激しい交通渋滞が想定されることから、追加の燃料（重油・軽油）の確保は困難となることが想定される。

（2）通信

○固定電話

・音声通話が集中するため、通信規制が行われ、ほとんどの一般電話は通話が困難となり、概ね通話規制が緩和されるのは2日目になると想定される。

・1割未満の地域では、電柱（通信ケーブル）被害等を要因として、通話ができなくなり、全体の復旧には1週間以上かかる見込みである。

・Fax等が付属した多機能型電話機は電気を必要とするため、停電が継続する間は利用できない。

○携帯電話

・音声通話は利用の集中・輻輳に伴う通信規制等により、著しく使用が制限され、ほとんど接続できなくなり、規制の緩和は2日目となると見込まれる。

・メールは概ね利用可能であるが、集中により大幅な遅配が発生する可能性がある。

・伝送路の被災と基地局の停波により1割が利用できなくなる。

・停電が長期化した場合、基地局の非常用電源の電池切れや燃料切れにより、数時間後以降、順次停波することが見込まれ、携帯電話の利用ができなくなるエリアが拡大することが想定される。

○インターネット

・ネットへの接続は、固定電話の伝送路の被災状況に依存するため、設備の破損等による1割程度の地域では、利用ができなくなる可能性がある。

・主要なプロバイダはデータセンターの耐震対策や停電対策、サーバーの分散化が進んでおり、概ねサービスが継続されるが、停電が長期化した場合、データセン

ターによっては、サービスの提供が難し
くなる可能性がある。
・停電時に利用者側の非常用発電設備の燃
料が枯渇した場合は、ルーター等が使用
できなくなる。

（3）上水道
・管路や浄水場等の被災により、約5割の
利用者で断水が発生する。被災した管路
の復旧は、道路渋滞や復旧にかかる人材
や資機材の不足により、数週間を要する
地区もある。
・浄水場が被災していなくても、停電が長
引いた場合、非常用発電設備の燃料が無
くなることにより、運転停止に至る断水
もある。
・断水による影響として、水洗トイレの使
用ができなくなる。

（4）下水道
・管路やポンプ場、処理場等の被災によ
り、約1割の施設について被害が生じ、
一部で水洗トイレの使用ができなくなる
ことが想定される。
・管路の復旧は、他のライフラインの復旧
作業と相まって難航し、1か月以上を要
することも想定される。
・停電が長引いた場合、非常用発電設備の
燃料が無くなることにより、ポンプ場の
機能が停止していたり、管路等の復旧前
に多量の降雨があると、溢水や内水氾濫
のおそれがある。

（5）ガス（都市ガス）
・発災直後、揺れの大きかった地域におい
て、各家庭でのマイコンメーター及びブ
ロック単位での供給停止装置等が作動
し、ガスの供給が自動停止する。
・配管や設備等に損傷がない場合には、順
次供給が再開される。この場合、マイコ
ンメーターは各戸において復帰できる。
・被災した低圧導管の復旧は、ガス漏えい
の確認作業、他のライフラインの復旧作
業との関係から、復旧まで1か月以上を
要する地区も想定される。

4．交通施設
（1）道路
・首都高速道路、直轄国道及び緊急輸送
ルートとして想定されている道路の橋梁
は、落橋や倒壊防止等の耐震化対策を概
ね完了しており、甚大な被害の発生は限
定的であると想定される。
・直轄国道の主要路線、首都高速、高速道
路では、被災状況の把握、点検、通行車
両の誘導、道路啓開に少なくとも1～2
日程度を要し、その後に緊急交通路、緊
急輸送道路等として緊急通行車両等の通
行が可能となる。
・都区部の一般道は、被災や液状化による
沈下、倒壊建物の瓦礫により閉塞し、通
行できない区間が大量に発生し、渋滞と
相まって復旧には1か月以上を要するこ
とが見込まれる。

（2）鉄道
○地下鉄
・トンネル、高架橋、地上部建物の耐震補
強工事が概ね完了しており、液状化対策
も実施されていることから、トンネルの
崩壊等の大きな被災は限定的であると想
定されるが、架線や電気・信号設備等、
非構造部材等の損傷に留まる場合でも復
旧に時間を要し、運転再開には1週間程
度を要することが見込まれる。
○JR在来線、私鉄
・阪神・淡路大震災等の教訓を踏まえ、高
架橋等についての耐震補強が進められて
いるが、架線の損傷や軌道変状、切土・
盛土の被害、橋梁の亀裂・損傷等が発生
し、運転再開まで1か月程度を要するこ
とも想定される。
・軌道上への沿線の家屋の倒壊や、沿線に
おける市街地延焼火災等が発生した場合
は、架線や運行設備のほか、高架橋等の
大きな損傷が生じることも想定される。
○新幹線
・高架橋の橋脚等の被災により、都区部近
郊で運行が困難となり、損傷を受けない
区間からの折り返し運行となる。

（3）空港

- 羽田空港は、４本の滑走路のうち、２本が液状化により、使用できなくなる可能性がある。管制塔やターミナルビルは、損傷は受けることがあっても、使用に大きな問題が生じる可能性は低い。
- 滑走路の運用を変更して、運航の継続は可能であるが、羽田空港と都心を結ぶ鉄道やモノレールの被災や運行停止、アクセス道路の被災や交通渋滞が発生し、空港へのアクセスが非常に厳しくなる可能性もある。

（4）港湾

- 耐震強化岸壁以外の通常の非耐震岸壁では側方流動にともなう陥没や沈下が発生し、多くの埠頭で港湾機能が確保できなくなる。
- 震度６強以上の強い揺れの地域では、耐震強化岸壁以外の岸壁の陥没・隆起・倒壊、上屋倉庫・荷役機械の損傷、液状化によるアクセス交通・エプロンの被害等が発生し、機能を停止する。
- 非常用電源を備えていない場合は、広域的な停電の影響でガントリークレーンなどの荷役機械等に支障が生じる。
- コンビナート港湾等においては、老朽化した民有の護岸等が崩壊し、土砂等の流出により、耐震岸壁等に繋がる航路の機能が制限されるとともに、原料等の搬入出に支障が生じ、コンビナートの生産機能が停止することも想定される。

５．その他の被害

（1）燃料

- ほとんどの製油所が点検と被災のため、精製を停止する。
- 首都圏における製油所の精製機能が停止した場合であっても、油槽所・製油所においてガソリン等の石油製品の形態での国家備蓄や製品在庫がある。しかしながら、石油製品入出荷機能が一時的に停止し、応急対応・緊急輸送用のガソリン・軽油、避難所生活のための灯油、非常用発電設備用の重油の需要が増大するとと

もに、激しい交通渋滞によるタンクローリー輸送の遅滞、タンクローリー・ドライバーの不足等により、これらの石油製品の供給が困難となることが想定される。
- ガソリンスタンドでは非常用発電設備の導入を進めているがその数がまだ少ないことから、停電が継続している間、ガソリンや軽油の給油がほとんどできないガソリンスタンドが数多く発生することが見込まれる。

（2）コンビナートの被災

- コンビナートは、地震の揺れや液状化により、油の流出、火災、危険物質の拡散等が考えられる。火災に関しては、近隣の居住区域には延焼が及ばないよう、区画が市街地から遮断されているが、油の流出による湾内の汚染や、浮遊物等に付着した油への着火、或いは化学コンビナートの被災では、危険物質が周辺の居住区域に拡散する可能性がある。

（3）放送

- 在京テレビ局と電波塔（東京スカイツリー等）は、有線及び無線の複数回線で結ばれており、テレビによる情報発信は継続される体制となっている。
- NHKにおいては、東京の放送センターが機能を喪失した場合には、大阪局から衛星放送の２波を使い全国の各局に放送を送信し、これを受けた全国の放送局において、地上波の総合テレビとEテレに放送することとしている。また、ラジオはテレビの音声を放送することとしている。
- 強い地震動により、被災地ではテレビ等の受信機器が転倒などにより破損し、受信困難が多発することが見込まれる。
- また、大規模な停電が発生している間も、被災地域の受け手がテレビを利用できなくなることから、被災地向けの放送は携帯ラジオやテレビ機能を備えた携帯電話、又はカーラジオやカーナビによる受信が行われるものと見込まれる。

第3章　社会・経済への影響と課題

第1節　首都中枢機能への影響

　東京には、我が国の政治、行政、経済の中枢を担う機関が高度に集積している。このため、首都直下の地震により、これらの中枢機能に障害が発生した場合、我が国全体の国民生活や経済活動に支障が生じるほか、海外にも影響が波及することが想定される。

　政府機関等の業務継続に支障が生じた場合、情報の収集・分析が円滑に行われず、災害対策を講じるに当たっての政治的措置の遅延が生じたり、政府の緊急災害対策本部等からの指示や調整等が円滑に実施されないなど、消火活動や救命救助活動が遅れ、多くの人命が危険にさらされたり、膨大な数の被災者への対応や首都居住者の生活、企業活動に大きな支障が生じるおそれがある。

　経済面では、資金決済機能や株式・債券の決済機能等における中枢機能に加え、首都地域が我が国の生産、サービス、消費の中心地であり、大企業の本社等の拠点が集中しているだけでなく、生産規模の小さな中小企業、オンリーワン企業も数多いことから、首都地域の経済活動の停滞は、我が国全体の経済の行方を左右すると言っても過言ではない。

　これまでの首都直下地震対策として、その中枢機能は、特に発災後3日間程度の応急対策活動期においても途絶することなく継続性が確保されることを求めてきた。今般の対策の検討においては、政府をはじめ各機関に災害対応を中心とした業務の継続性を求めるのは勿論であるが、企業や個人も含めて首都直下地震に備えるため、交通、電力、情報など、おこりうる事象を想定し、救命救助活動、企業活動や市民生活の困難性を明確化することに努めた。

1．政府機関等

・政府機関等が集積する千代田区永田町、霞ヶ関等の都心周辺及び東京都庁の立地する新宿副都心周辺は、比較的堅固な地盤に位置しており、官公庁施設の耐震化も順次進められていることから、建物が倒壊するなどの大きな損傷が生じるおそれは小さいが、設備や配管等に対する損傷、付属工作物の機能不全、データの復旧困難等により、多くの機関において業務の再開までに一定の時間を要するものと想定される。

・電力、通信、上水道等ライフラインの地震対策は相対的に進んでおり、また、被災した場合でも優先的に復旧がなされることになっているが、交通の麻痺、停電や通信の途絶等により、復旧自体の開始や資機材の調達に大幅に時間を要すことが想定されることから、各事業者の想定通りに復旧がなされない可能性もある。

・最も業務継続の障害となることが予想されるのは、夜間及び休日に発災した際、交通機関の運行停止に伴い、職場に到達することのできる職員数が圧倒的に不足することが想定されることである。

2．経済中枢機能等

（1）資金決済機能

・我が国の金融決済システムは、資金決済システムと証券決済システムに大別され、最終的な資金の決済は、主として日本銀行金融ネットワークシステム（日銀ネット）で行われる。

・発災時におけるシステムの継続性を確保するため、日本銀行ではシステムセンターの耐震化、十分な時間稼働させることが可能な非常用発電設備の確保、夜間・休日の発災にも対応できる初動対応職員の確保、都内のシステムに不測の事態が発生した場合の大阪のシステムへの切り換えと重要データの同期等、高い堅牢性が確保されており、仮にシステムが一旦停止した場合にあっても、発災当日中に機能を回復し、当日中の資金決済を終えられる体制が整えられている。

・また、国内のほとんどの民間金融機関が接続する全国銀行データ通信システム（全銀システム）についても、東京センターと大阪センターが常時運行するなど、高い安定性を備えており、資金決済の不全等を原因とする企業活動の停滞等が生じる可能性は小さいものと想定される。

（2）証券決済機能

- 証券決済システムは、東京証券取引所や日本証券クリアリング機構、証券保管振替機構、日本銀行等によって、株式や国債等の債券の取引、清算、決済が行われている。

- このうち、株式取引について、東京証券取引所のデータセンターは高い耐震性と十分な時間稼働させることが可能な非常用発電設備を有しており、遠隔地でのバックアップセンターとのデータの同期等がなされているなど、仮に被災した場合にあっても、24時間以内を目途に取引の再開が可能な体制が整えられている。

- 株式や債券の清算、決済機能における基幹的なシステムを担う日本証券クリアリング機構や証券保管振替機構のいずれのデータセンターについても、それぞれ高い耐震性と十分な時間稼働させることが可能な非常用発電設備を有しており、仮に正センターが利用不能となった場合にあっても、概ね2時間以内を目標にバックアップセンターへの切替等を行い、業務を再開することが可能な体制が整えられている。

- しかしながら、証券取引については、大規模な災害発生・被害の拡大等の社会情勢、情報が錯そうする中での流動性や価格形成の公正性・信頼性、証券会社等が被災した場合の市場参加者に対する機会の平等の確保等の観点から、一時的に取引が停止されることも想定される。

- インターネットや海外等を中心に、被災情報や証券市場等に対する風評が流布され、市場の不安心理が増幅するおそれがある。

（3）企業活動等

①企業の本社系機能等

- 企業の本社系機能の停滞は、全国にわたる関係の店舗・工場、顧客・取引先、消費者等に影響が及ぶことから、企業におけるリスクマネジメントの巧拙、取引先等に対する製品やサービスの供給責任への対応は、企業の安定性・信頼性への評価、信用力にもつながる要素である。

- 多くの企業において業務継続計画の作成が進んでおり、非常用電源の確保も進んでいるが、停電が長期化した場合の事業運営、通信手段の途絶、コンピュータシステムやデータが損傷した場合のバックアップ等に脆弱性を有している場合もある。

- これまで、鉄道の運行停止や発災初期の道路交通の麻痺は、業務継続を考える上での与条件として認識されていないケースも多いと思われ、夜間や休日など役職員・従業員の出社困難となる場合の業務運営の検討が必要となる。

②卸売・小売及びサービス産業を中心とする甚大な被害

- 首都地域には、卸売・小売業や対人・対事業所向けのサービス産業が高度に集積しており、これらの企業活動の低下は、消費者の生活と経済活動に多大な影響を及ぼす。

- 小売・サービス事業者では、オフィスや店舗等の耐震化が不十分な場合もあり、事業所の倒壊や火災等の発生により、膨大な数の建物・設備及び在庫資産が被災し、生産・サービス活動の低下を招くことが想定される。

- また、首都地域を主要なマーケットとする卸売・流通業、サービス業は、業務に不可欠な情報システムの支障や域内の交通寸断による影響を大きく受ける可能性がある。

③サプライチェーンの寸断による全国・海外への波及

- 鉄鋼業、石油化学系の素材産業は東京湾岸地域に集積しており、地震の揺れと液状化により、製鉄所、石油化学プラントや石油化学工場等の被災が想定される。特に石油化学製品の生産量は全国有数規模であり、石油化学系の部品供給が停止すると、自動車メーカーの他、様々な産業への影響が全国に波及する可能性がある。

- 港湾機能の麻痺により、原料や部品等の輸入が停止するとともに、製品等の輸出

も停止することになり、サプライチェーンが寸断することで、国内外における企業の生産活動等に甚大な影響を及ぼす。

④二次的な波及の拡大

- 工場や店舗等の喪失、従業者の被災による労働力の低下、生産活動の低下や物流機能の低下が長期化した場合、経営体力の弱い企業は倒産する危険性が出てくる。
- 生産活動の低下や海外貿易の滞りが長期に渡った場合、調達先の海外への切り替えや生産機能の国外移転など、被災後に海外に流出した経済活動が地震発生前の水準まで回復せず、我が国の国際競争力の不可逆的な低下を招く可能性がある。
- また、このような事象から日本経済・日本企業に対する信頼が低下した場合、日本市場からの撤退や海外からの資金調達コストの増大、株価や金利・為替の変動等に波及する可能性がある。他方、復旧・復興に伴う膨大な需要の発生が、経済活動を活性化させる可能性もある。

第2節　巨大過密都市を襲う被害の様相と課題

1．深刻な道路交通麻痺（道路啓開と深刻な渋滞）

　沿道建物から道路への瓦礫の散乱、電柱の倒壊、道路施設の損傷、停電に伴う信号の滅灯、延焼火災の発生、放置車両の発生、鉄道の運行停止に伴う道路交通需要の増大等により、発災直後から、特に環状八号線の内側を中心として、深刻な道路交通麻痺が発生し、消火活動、救命・救助活動、ライフライン等の応急復旧、物資輸送等に著しい支障等が生じる可能性がある。

- 深刻な道路渋滞により、道路の損傷個所の点検のための移動は、ヘリコプターのほか、自動車による移動が困難な場合は、徒歩や自転車による移動に限られる。ライフライン、交通インフラの点検・復旧のための作業車の移動や、交通機能確保のための車両による道路啓開が困難な状況が長く継続する。
- 全く動かない交通渋滞の発生に伴うガス欠や延焼火災の切迫に伴う車両の放置が発生し、放置車両撤去のためのレッカー車の不足、道路渋滞によりレッカー車が現場までたどりつけない状況が生じるなど、渋滞悪化の悪循環が発生する。
- 圧倒的な被災箇所数における道路管理者をはじめ関係機関による瓦礫処理等の道路啓開作業に対し、建設業者や資機材が少ないこと、瓦礫処理をするための空間が少ないこと等から、啓開作業が迅速に進捗しない可能性がある。
- 瓦礫や放置車両の撤去など道路啓開に相当の時間がかかる場合、早期に緊急交通路を確保することが困難となることから、物資輸送やライフライン等の復旧作業に着手することも困難となり、緊急対応のみならず、復旧が遅延することが想定される。
- 交通整理を行う警察官の人員には限りがあるため、緊急交通路以外の道路については深刻な渋滞が発生するおそれがあり、消防車両や救命・救急車両の現場への到達が困難となる可能性がある。
- 外出者が一斉に帰宅を始めると、膨大な歩行者が歩道から車道に溢れ、混乱がさらに激しくなる可能性がある。
- 火災による交通遮断が発生し、特に延焼火災となっている地域では、1〜2日程度、通行できない可能性がある。
- ライフラインの復旧段階では、道路幅員が十分に取れない箇所が多数に及ぶことから、新たな渋滞の発生要因となることが想定される。

2．膨大な数の避難者・被災者の発生

（1）同時多発の市街地火災よる焼死者の発生

- 環状六号線から八号線の間をはじめとして、木造住宅密集市街地が広域的に連担している地区を中心に、大規模な延焼に至ることが想定され、同時に複数の地点で出火し、延焼拡大による火炎の合流や、四方を火災で取り囲まれたり、火災旋風の発生等により、的確に火災からの避難を行わないと、逃げ惑いが生じることで大量の焼死者が発生するおそれがある。

（2）救急・救命活動と災害時医療
- 深刻な道路交通麻痺により、救急車等は現場に到達することが困難となる。
- 地震動に伴う圧倒的な数の負傷者の発生に対して、道路交通の麻痺と相まって医師、看護師、医薬品等が不足し、十分な診療ができない可能性がある。
- 被災地外からのDMAT等の応援派遣の体制は整うが、被災地内の通信手段の制限により受入れ側の調整に時間がかかる。
- 緊急的なヘリポートの設定は、広場等への被災者の避難により、スペースが不足する。停電に伴う照明不足により現場対応の難航等が想定される。

（3）避難所等の不足
- 延焼拡大する火災から避難する人々が、避難場所に移動する。また、家屋が被災したり、家屋に著しい損傷がない場合であっても、停電や断水等ライフラインが途絶した家の人々や、余震に対する不安がある人々が、避難所として指定している学校等の堅牢な建物等に移動するなど膨大な数の人々に混乱が生じることが想定される。
- 地震が昼間に発生した場合、鉄道の運行停止に伴い、膨大な数の帰宅困難者が発生する。「むやみに移動しないこと」を前提としても、多くの人が徒歩帰宅を開始したり、事業所が被災した場合は、従業員が避難所等へ移動する動きも出る。避難所には、近隣の住民のみならず、事業所の従業員、街中での買い物客、鉄道乗車者等の一部も移動する可能性がある。
- 押し寄せる多様な避難者により、収容能力を超える避難所が出る。
- 避難所に入れず、避難者受入体制の整っていない公園や空地等に多くの人々が滞留し、そのまま夜を迎えて野宿せざるを得ない状況が発生する。
- 昼間に地震が発生した場合は、保護者が帰宅困難等となるため、学校等において待機する児童等が多く発生し、学校に滞留することになる。

3．物流機能の低下による物資不足
- 発災直後より、被災地域ではコンビニエンスストア、小売店舗等における在庫が数時間で売り切れる。
- 被災地域に限らず全国で生活物資の買い付け行動が起こり、全国で生活物資の不足状況が発生する。
- 道路啓開により主な緊急交通路が使用できるようになるまでには1〜2日を要するものの、被災地域内の道路の被災と深刻な交通渋滞により、避難所への災害支援物資の搬送も含めて、被災地域内への食品や生活物資の搬入の絶対量が滞り、深刻な物資不足が継続する可能性がある。
- ガソリン等の燃料についても、買い付け行動が発生し、燃料を運搬するタンクローリーの不足、深刻な交通渋滞等により、燃料の確保が難航する可能性がある。
- また、首都圏を主要なマーケットとする流通業、サービス業では、首都圏郊外への機能移転等による効果は少なく、域内交通寸断による影響を大きく受ける。
- 東京湾の取り扱い貨物は、全国の内貿貨物の13％、外貿貨物の27％を占めるが、このうち、原油や石炭、鉄鉱石等の重量・容量の大きなバルク貨物は、生産拠点に隣接する港湾で取り扱われている。このため、代替港湾を活用した陸送には大きな困難を伴うことから、港湾が被災した場合、これらの原料輸入が著しく阻害され、石油化学工業や製鉄業の生産に大きな影響を及ぼす。
- 東京湾内の埠頭や港湾施設の被災により海上輸送量が減少し、食料品や生活用品の物資不足が継続する。

4．電力供給の不安定化
- 概ね震度6弱以上の地域においては火力発電所が運転を停止する。この結果、夏場のピーク時の需要に対して電力の供給能力は5割程度に低下し、発災直後は、需給バランスを起因として広域で停電が発生する。
- 発災当初は、事業所、工場、商業施設、鉄道等様々な電力需要が低下することから、直後に停電したエリアで供給が再開される

ところもあるが、需要が大幅に回復してくると計画停電等の需要抑制が必要となる可能性もあり、電力供給は不安定化する。

・言うまでもなく、電力は、通信、上下水道の処理場・ポンプ場運転、各種ライフライン、鉄道運行や情報処理等、市民生活のみならず、災害対応や企業活動を支えており、その不安定化は多様な都市活動に影響を与える。

・公的機関や民間の重要施設については、非常用発電設備が確保されているが、燃料の備蓄量が限られているケースが多いことから、停電が長期化した場合は非常用電力が得られなくなる可能性がある。また、発災後は需要が集中すること、激しい交通渋滞が想定されることから、追加の非常用発電設備の燃料（重油）の確保は困難となることが想定される。

5．情報の混乱

・発災直後は、固定電話及び携帯電話で大量アクセスによる輻輳が生じ、音声通話の9割が規制される。また、携帯電話のメールは使用できるものの、大幅な遅配が発生する可能性がある。携帯電話は、火災による焼失地域では、アンテナや通信回線が損傷して不通となったり、停電が継続した場合には、基地局の非常用電源が枯渇して、広域的に停波が発生する。

・インターネットは伝送路（通信回線）の被災により、一部で通信ができなくなるが、基本的には利用が可能である。しかしながら、サービスプロバイダや各種システムのデータセンターの非常用発電設備などの停電対策によっては、サービスの継続が困難となる場合も想定される。

・国や都県が被災状況を把握する際、重要な情報の発信源である区役所や市役所では、自らの被災や災害対応による人員不足等により、情報収集や伝達機能が大幅に低下することが想定される。

・首都直下地震を想定した場合、東京周辺の県市は、自らの管轄区域の災害対応とともに大規模被災地域の応急活動を緊急的にサポートする役割も果たすこととなる。この

ため、国の災害対策本部と東京都及び周辺県市の各災害対策本部との間で情報が確実に流通する必要があるが、系統的な情報伝達システムを構築するには至っていないので、情報を共有し、相互に調整が取れるようになるまで時間を要するおそれがある。

・広範囲にわたる住宅の倒壊、火災の延焼等の状況は、ヘリコプター等の画像情報から得られるが、全容の把握には時間を要する。

・道路の被災状況の確認は、ヘリコプター及び自動車により行われるが、渋滞により自動車による移動が困難な場合は、自転車又は徒歩等によって行われることから、被災箇所、障害状況の把握等に一定の時間を要する。

・水道と下水道は、道路啓開の完了後、順次被災状況の把握を進めることとなることから、被災箇所の特定には相当の日数を要する。

・電気・ガス・通信の各事業者は、それぞれが供給停止箇所等を自動検知し、データ送信するシステム等を構築しており、早い段階で被災箇所や影響範囲等を把握することができる。

・外国語による情報提供が限定され、被災情報、避難に関する情報、生活に関する情報等、災害発生時に必要となる情報で、旅行者や在留外国人が活用できる情報量が少なく、混乱を招くおそれがある。

・発災初期の段階は、限られた情報の中からニュース性が高く危機感を助長する映像が繰り返し流されたり、インターネット等を通じて風評や「デマ」が大量に流布するなどのおそれがある。

6．復旧・復興のための土地不足

・首都直下地震では、東日本大震災における東北三県における道路啓開と比較して、道路啓開活動が困難な上に、瓦礫や放置車両の仮置き場に必要な空地が不足することなどから、道路啓開、交通渋滞の解消等がさらに遅れ、道路やライフライン等の復旧作業に大幅遅延が生じるおそれがある。

・倒壊や火災焼失により、膨大な数の被災者

が家屋を失うことから、膨大な数の応急仮
設住宅が必要となるが、仮設住宅設置のた
めの用地が不足することが想定される。
・建物の倒壊等により、膨大な量の災害廃棄
物が発生するが、その処理のための用地が
不足する。また、瓦礫の域外搬出でも交通
渋滞の影響を受けることから、民間の災害

復旧・復興を含めた取組を停滞又は遅延さ
せるおそれがある。
・復興事業としての新たな街づくりにも、早
期の事業推進のためには用地が必要となる
が、十分な用地確保には時間を要すことが
想定される。

参考資料③　BCPの考え方に基づいた病院災害対応計画作成の手引き

病院におけるBCPの考え方に基づいた
災害対策マニュアルについて

（平成25年9月4日　医政指発0904第2号）

平素から災害医療対策につきましては、御理解、御協力を賜り、厚く御礼申し上げます。

「災害時における医療体制の充実強化について」（平成24年3月21日医政発第0321第2号厚生労働省医政局長通知）において、医療機関は自ら被災することを想定して災害対策マニュアル作成するともに業務継続計画（以下「BCP」という。）の作成に努めるようお願いしてます。

今般、平成24年度厚生労働科学研究「東日本大震災における疾病構造と死因に関する研究」（研究代表者：小井土　雄一（独立行政法人国立病院機構災害医療センター）の報告書が取りまとめられ、当該報告書において別添「BCPの考え方に基づいた病院災害対応計画作成の手引き」が示されましたので情報提供いたします。

貴職におかれましては、各病院における災害対策マニュアルの整備に活用できるよう、管内の病院に周知していただくようお願いいたします。

なお、手引きについては、国内外におけるBCPの収集や、中小規模の医療機関により適合した手引きにする等、引き続き研究班において見直しの検討が行われていることを申し添えます。

BCPの考え方に基づいた病院災害対応計画作成の手引き

（平成25年3月）

1．BCPとは

1）背景

病院における災害対応マニュアルについて

は、阪神・淡路大震災後、その反省をもとに、平成8年5月に当時の厚生省健康政策局からの各都道府県にむけた、「災害時における初期救急医療体制の充実強化について」（文献1）と、その後に作成の手引き（文献2）が示され、災害拠点病院を始めとする多くの施設で整備がすすめられてきた（文献3）。しかしながら今回の震災に鑑み、病院被害が著しかった施設はもちろん、広域なインフラの破綻によって多くの施設で「想定外」の事態に遭遇し、マニュアルの実効性については、多くの問題点が明らかとなった。この根本的な原因として、病院における多くのマニュアルには、被災した際に行う措置そのものについてはある程度のことが記載されてはいるものの、「不測の事態」に対する具体的なイメージに欠け、そのために必要な措置を行うための「備え」が足りなかったと言わざるを得ない。これを打破する考え方として、昨今、一般企業や行政における「事業継続計画business continuity plan；BCP」がクローズアップされ、病院におけるマニュアルの再構築にも不可欠なものとして認識されるようになった。

2）BCP

BCPとは、一言で言うと、震災などの緊急時に低下する業務遂行能力を補う非常時優先業務を開始するための計画で、遂行のための指揮命令系統を確立し、業務遂行に必要な人材・資源、その配分を準備・計画し、タイムラインに乗せて確実に遂行するためのものである。

このBCPの考え方の基本は、事業をできるだけダメージを少なく継続、復旧するため

に、リスク管理の立場から日常から、「不測の事態」を分析して、自らの施設の脆弱な点を洗い出し、その弱い部分を事前に補うよう備えておくことである。言い換えれば、病院機能維持のための準備体制、方策をまとめた計画といえる（文献4）。

BCPの進め方としては、①方針の決定、②計画、③実施および運用、④教育・訓練の実施、⑤点検および是正処置、⑥経営層による見直しがあげられ、⑥の見直しから①の方針の決定にもどること（いわゆるPDCAサイクルに相当）で、継続計画が改善されてゆく仕組みとなっている（文献）。これらを、これまで病院として取り組んできたことにあてはめれば、①方針、②マニュアル・プラン・アクションカードの策定、③教育・研修・訓練、④実践、⑤実践・訓練の検証、⑥対応策の改善という構図となる。

■図　病院におけるBCPのイメージ

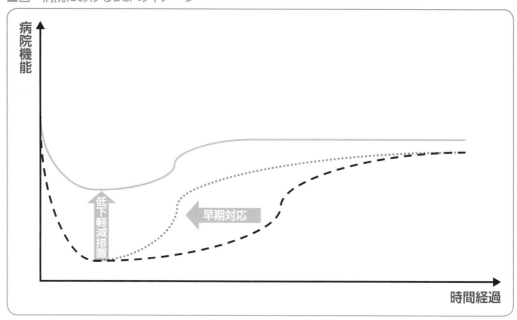

3）病院におけるBCP

災害時の病院における事業の中心は病院機能を維持した上での被災患者を含めた患者すべての診療であり、それらは、発災直後からの初動期、急性期、その後の亜急性期、慢性期へと変化する災害のフェーズに対して継ぎ目無く可及的円滑に行われるべきであり、病院の被災状況、地域における病院の特性、地域でのニーズの変化に耐えうるものでなければならない。このために病院機能の損失を出来るだけ少なくし、機能の立ち上げ、回復を早急に行い、継続的に被災患者の診療にあたれるような計画（BCP）をもりこんだマニュアル作りが求められている（図：病院におけるBCPのイメージ）。

4）従来の災害マニュアルとの違い

従来のマニュアルは、「主として災害急性期の動的な対応を行うための取り決め事」を整理して作成されていたものといえる。しかし、BCPのカバーする範囲は広く、起こる得る事象に対して静的な事前の点検や準備をも含めたものである（図：BCPと従来のマニュアル）。従来のマニュアルとの違いを具体的に挙げれば、例えば、対応職員の確保のために、「職員は震度6弱以上の地震の際には、病院に参集する」とあったものは、BCPにおいては、「被災した状況下で考えられる、外部にいる職員の被災や、交通の遮断、家族の反対などによって多くの職員が参集できない、あるいは参集が著しく遅れる可能性を分

析し、その上で、被災下であっても参集できるように、平常時から個々の職員が病院の宿舎や近隣に居住する、バイクや自転車などの参集手段を確保する、家族への理解を得ておくなどの方策を講ずるとともに、参集した少ない職員での業務の能率的な運用方法を策定し、それが遂行できるように訓練をしておく。」というように実効的な形をイメージして作成されなければならない。もう一つの例を挙げると、「水・食糧は３日分（リスト付き）を常に備蓄しておく」、は「その対象が、既存の入院患者のみならず、被災患者やその家族、職員や応援者まで膨れあがることや、受水漕が壊れて数時間で水が枯渇してしまう可能性、交通の遮断や津波で孤立して、それらの外部からの供給が遅れる可能性を考え、

浄水器を備え、地下水や井戸水が利用できるようにしておく、受水漕が倒れない、給水管が破断しないように補強措置を講じておく、食糧３日分は最大人数で計算し備蓄しておく」ことであり、BCPはこれらの遂行のための計画・備蓄を含めたものでなければならない。「BCPに基づいたマニュアル」とは、従来の動的な部分だけのマニュアルに、脆弱な点を見越し、方策の実効性を十分検討した上で策定されるものである。先にも述べたように、災害には、フェーズがあり、そのフェーズに求められるニーズの変化に対応できるように従来の初動期、急性期のみならず、事前の準備、亜急性期・慢性期への計画を含む点も従来のマニュアルとの大きな違いである。

■図　BCPと従来のマニュアル

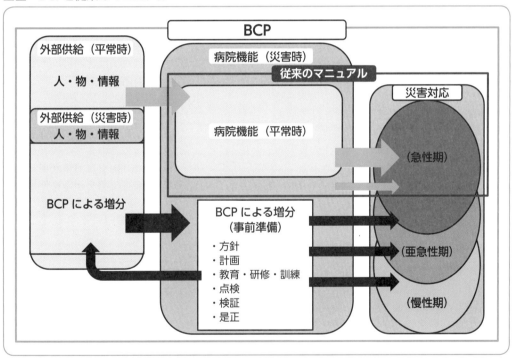

【参考文献】
1) 災害時における初期救急医療体制の充実強化について. 厚生省健康政策局長通知（健政発第451号），1996.5
2) 阪神・淡路大震災を契機とした災害医療体制のあり方に関する研究会研究報告書（概要版）. 健康政策調査研究事業，1996.4
3) 災害拠点病院評価基準の有効利用に関する研究. 厚生労働科学研究「健康危機・大規模災害に対する初動期医療体制のあり方に関する研究」分担研究，2010
4) 事業継続ガイドライン第一版（解説書）. 企業等の事業継続・防災評価検討委員会（内閣府防災担当），2007.3

２．BCPに基づいた病院災害対応マニュアル構成の基本

既に災害対応のためのマニュアルを策定している施設は多いと思われるが、前述のBCPの考え方を生かすために、以下のような視点から、既存のマニュアルを見直し、一例として示した構成に従って作成するとよい。

１）見直しのポイント

BCPにおいては、特に実効性のある事前計画に重きがおかれることから、次章にあげたようなチェック項目を検討、評価し、実状を把握するとともに、既存のマニュアル上に明記されているかどうかを調べる必要がある。この見直しの具体的なものは、複数の関連する部署でおこない、その結果を災害対策委員会などの公的な組織で総合的に評価した上で、具体的なマニュアル作成者に作業を依頼すべきである。

平成21年6月に施行された改正消防法（＊）において、防災マニュアル（BCPに基づいた災害対応マニュアルともいえる）の内容を含む「消防計画」の提出が義務化されているが、本ガイドラインで作成されるマニュアルの位置づけは、消防計画のうち、「火災」以外の部分としてはめ込むことができる。

２）BCPマニュアルの構成の一例

①章立て
はじめに：
目　次：項目とページを明記
第Ⅰ章：災害対応基本方針
第Ⅱ章：BCPに基づいた災害対応のためのチェック項目：本ガイドラインのチェック項目を活用
第Ⅲ章：災害対応のための事前準備：組織（委員会、対策本部、職員の研修、訓練、物品、情報伝達手段（衛生電話、EMISなど）、情報収集・管理体制など）
第Ⅳ章：急性期災害対応（従来の災害対応マニュアルに相当）
第Ⅴ章：フェーズ、ニーズの動向への対応（亜急性期・慢性期対応）
第Ⅵ章：帳票類、各種記録・報告用紙、付表など

②はじめに
以下のような事項に言及する。
・病院の立地、規模、特性、地域性に根ざし、考えられる災害に対して、どのような目的で、どのように備えるのか。
・そのためにBCPに基づいたマニュアルを策定したこと。
・他のマニュアル（地域防災計画、消防計画等）との整合性や位置づけ、部門別や特殊な状況については、本マニュアルと連動した、実働的な部門別マニュアルやアクションカードの運用も必要であること。
・マニュアル自体は、必要に応じて適宜見直され、より実効性の高いものとして「管理」してゆく必要性。

③各章の項目（目次項目と内容）
第Ⅰ章：災害対応基本方針
想定される災害と当院の役割
考え得る災害と被害：病院の地理的な立地条件から考えられる地震などの災害によってどのような被害が想定されるのか（国や自治体が出している公的な被害予測を正確に使用してもよいが、概算化・簡略化した被害について概論的に述べることも可能）。
求められる病院対応：被災場所や病院被害の程度によって、一筋縄にはゆかない状況をも予測して、それぞれの場合に、病院はどの役割をどの程度求められることになるのかについての方針を立てる。
例）災害レベル別、または被災者の数別の対応（病院被災あり、被災なし）
レベル別対応（レベル0、レベル1（事故）、レベル2（大事故）、レベル3（地震等の大災害））、レベル3については、病院の被災の程度によりA（病院

機能に支障なし）、B（病院機能に一部支障あり）、C（病院機能停止・入院患者の避難）に細分し、それぞれに対応を決定。

職員の参集と職員登録：遠隔・近隣での地震等の職員の参集基準、日頃からの参集のための準備、参集手段、参集後の登録制度について言及。

第Ⅱ章：BCPに基づいた災害対応のためのチェック

BCPに基づいた災害対応のためのチェック項目：本ガイドラインのチェック項目などを活用し、現状の病院の状況を把握し、評価する。必ずしもマニュアル内に綴じ込む必要はないが、災害時における病院機能維持の評価のため、定期的にあるは用事的に評価を繰り返す必要がある。

評価と改善点：個々の項目のうち、施設の特性や条件から、不要なもの、足りないものを評価し、改善する余地のあるものに対しての改善策・方策をたて、具体的に改善するための行動計画を立てる。この部分が、最も重要な部分ではあるが、金銭的、人的資源を必要とするボトルネックとなる部分である。

第Ⅲ章：災害対応のための事前準備

災害対応のための組織：災害対策委員会などの常設の組織とその内容、実際に災害が起きた場合の対策本部とその内容について、ICS（インシデントコマンドシステム）に基づいた組織図、構成要員、役割等を明文化して記載する。

日頃の職員の研修・訓練：病院組織として、部署として、個人として、災害時対応を円滑、正確に行えるよう、必要な種々の研修・訓練の必要性をあげ、具体的な実施計画（院内組織のどの組織の誰が、どの頻度でどの様な研修・訓練を行うのか、な

ど）について記載する。

災害時必要物品：リストなどを用いて、災害時用として常備、管理（メンテナンス）しておく物品をあげ、保管場所、個数・量、管理者を明確にしておく。契約やメンテナンスが必要な事項についてはその方法を含めて特記する。不足物品、あるいは不足が予測される物品についても、調達手段を含めて特記する。

災害時情報伝達手段：災害時の対外的、院内の連絡網を明示する。外部との一般回線が使用できない場合を想定し、衛星回線、専用回線、優先回線、災害時広域救急医療情報システム：EMISなどについては管理者、設置（保管）場所などを含めて表を用いて特記しておく。

第Ⅳ章：急性期災害対応

従来のマニュアルの本体部分である。BCPの観点から、停電時、担当者不在の場合、夜間・休日帯に発災にも対応できるように計画を見直す必要がある。

以下に、項目と概略を述べる。

災害対策本部

災害時対応部門（部門責任者・連絡先一覧・活動内容）

諸運用：

・職員登録
・トリアージタグ
・災害カルテ
・トランシーバ
・リーダーベスト
・エレベーター
・ヘリポート
・トリアージ
・被災患者受付
・被災患者の流れ
・緊急度の変更と対応
・白板の運用
・災害ベッドの運用
・血液検査
・輸血
・放射線検査

・増床体制
各部門対応の概要（各部門の活動内容の概要・責任者、設置場所、等）
・新設部門
・既設部門

第Ⅴ章：フェーズ、ニーズの動向への対応（亜急性期・慢性期対応）
＊病院避難：
・医療支援者対応（DMAT、その他の医療班、学生、ボランティア）
・物流対応（過不足の調整機能）
・臨時勤務態勢の確立（休息）
・災害時要救援者への対応：院内の動けない患者、透析患者、人工呼吸器患者、など
・災害モードの収束、終了：病院機能の復旧、平常診療へ

第Ⅵ章：帳票類、各種記録・報告用紙、付表など
各種のリスト、帳票類、報告用紙、付表などをまとめる。

3．チェックリストを使った病院災害計画の点検の手引き

1）地域のなかでの位置づけ

地域防災計画や防災業務計画において地域や組織における病院の位置づけが明確に定義されていることが必要である。
【地域での位置づけ】
□地域における災害対応において病院の位置づけが明確となっている

2）組織・体制

前項でのべた災害時における病院の役割を遂行できるよう、災害に関する常設委員会が存在し、規程に基づいて活動する必要がある。さらにその委員会に予算的権限が付与されていることが望ましい。
【常設委員会】
□災害対応を審議する委員会がある
□委員会の位置づけが規程などで明文化

されている
【予算】
□適正に予算措置されている

3）災害対策本部

災害対応において指揮命令系統の確立が最優先される。災害対策本部長、要員、本部長代理、役割分担、設置場所、通信設備等について事前計画が不可欠である。
【本部長】
□本部長が明記されている
【本部要員】
□本部要員が明記されている
【本部長代行】
□院長・担当者不在時の代行者が明確
【役割分担】
□本部機能が細分化され、機能別に適材適所な部門のトップが含まれ、本部内での連携がとれる体制になっている
【事前準備・心構え】
□本部要員は日頃からそれぞれの役割を理解し、発災後直ちに任務に就けるように訓練されている
【設置基準】
□どのような場合に本部を設置するかが明記されている
【設置場所・環境】
□設置場所は決められている
【通信・連絡機能】
災害対策本部には通常の固定電話や携帯電話が通話不能の場合にも、院外と通信できる災害優先電話、衛星携帯電話や防災業務無線等の設備が必要であり、本部に配備される固定電話や携帯電話は災害時優先電話である必要がある。
□災害対策本部には、通常の固定電話や携帯電話が不通の場合にも外部と通信できる設備が備えられていますか？
【災害時インターネット環境】
□外部連絡のための専用回線、衛星通信手段、インターネット環境は整備されている
【EMIS】
□EMISが整備され、それを使用する担当者が確保されている

【記録管理機能】
- □項目別に情報をまとめ、共有するための白板等があるか、また情報・記録の管理体制がある

【外部連絡先のリスト化】
- □主要外部機関の災害対応電話等の番号がリスト化されている

4）診療継続・避難の判断

災害対策本部長は、災害発生後に重要な決断を下す必要がある。そのためには、外来診療や手術の中止、病院避難等の重要な判断に関しての基準と対応が事前に決まっていて、職員に周知されている必要がある。

【診療継続・中止の判断】
- □判断基準がある

【病院避難の判断】
- □判断基準がある

5）安全・減災措置

病院が、災害時に計画された役割を完遂するためには、病院内の職員や患者の安全が確保されている必要がある。病院職員や患者の安全確保が最優先されるべき事項である。事前の耐震安全性評価に加え、災害発生後に速やかに安全が評価できる体制が望まれる。

【建物】
- □耐震・制震、免震している（宿舎、診療部門、救急部門。管理部門等）

【耐震・安全性診断（発災前）】
- □耐震・安全性診断を受けている

【応急危険度判定（発災後)】
- □被災建築物応急危険度判定（発災後の耐震評価）が検討されている

【転倒・転落の防止措置】
- □医療機器、棚などの転倒・転落の防止措置について検討され、実施されている

6）本部への被害状況の報告

災害発生後に、被害状況を収集、解析し、活動方針を速やかに決定する必要がある。迅速に情報が収集できるように報告の手順や書式内容の吟味、報告書式の統一は不可欠である。

【本部への報告の手順】
- □本部への報告の手順が決まっている

【報告用紙が準備されているか】
- □被害報告書式が統一されている

7）ライフライン

病院が機能を維持するためにはライフラインの確保が重要である。外部からの供給が遮断された場合の暫定的な対応、外部からの緊急手配、復旧の手順等が検討されている必要がある。

【自家発電】
- □自家発電装置はある
- □自家発電装置が管理されており、停電訓練を定期的に行っている
- □救急診療に必要な部門に無停電電源・自家発電電源が供給されている

【燃料】
- □自家発電のための燃料を3日分備蓄しているか、外部からの燃料供給が途絶しても自家発電装置を3日間運用可能である
- □燃料が供給される体制はあるか、契約はある

【受水槽】
- □電源が遮断されても供給できる設備がある（非常電源によるくみ上げポンプ等）

【雑用水道（井戸）】
- □上水道の供給が得られない場合に備えた井戸等がある

【下水】
- □配管の破断防止措置が施されている
- □水洗トイレが使用不能な場合の対応

【ガス】
- □プロパンガスの備蓄はある

【医療ガス】
- □酸素の備蓄はある
- □酸素ボンベが供給される体制はあるか、契約はある

【食料飲料水】
- □供給に制限がある場合に部分使用は可能か？優先順位は定まっている

【医薬品】
□医薬品の備蓄はある
□医療材料の備蓄はある
□医薬品が優先して供給される体制はある
□医療材料が優先して供給される体制はある

【通信】
□固定式の衛星携帯電話がある
□固定電話・携帯電話以外に通信方法は整備されている（無線、MCA無線）
□定期的に使用方法の訓練を行っている

【エレベーター】
□自家発電につながっているか
□管理会社への連絡手段が24時間365日確立している
□エレベーター復旧の優先順位がついている
□優先してエレベーター復旧が可能となるような体制がある
□エレベーター停止時の搬送方法が検討されている

8）緊急地震速報

　緊急地震速報は、地震の発生直後に、各地での強い揺れの到達時刻や震度を予想し、可能な限り素早く知らせる情報のことである。強い揺れの前に、自らや手術中の患者の身を守ったり、エレベーターを最寄りの階に安全に停止させたりするなどの活用がなされている。
□緊急地震速報を有している
□館内放送と連動している
□エレベーターと連動している

9）人員

　職員に対して、災害発生時に求められる行動、病院参集の基準、職員登録、食料・水や休憩・仮眠スペースの確保等が必要である。
【本部要員】
□交代勤務の確立のための休憩・仮眠スペースの確保
□職員のための食糧、水の供給体制があるか

【参集基準・呼出体制】
□緊急連絡をする方法がある（一斉メール等）
□徒歩または自転車での通勤が検討されている
□連絡が取れない場合の院外の職員の参集基準が統一・周知されている
□家族の理解を得ておく必要性が周知されている

【職員登録・配置】
□登録体制がある
□登院した職員の行動手順が決まっている

10）診療

　災害時の多数傷病者受け入れのために、受付から、治療・検査、手術、入院、帰宅までの流れと診療場所がわかりやすくまとめられているとともに、各エリアの担当者、場所、必要物品、診療手順、必要書式について診療マニュアル化され、職員に周知されている必要がある。
【マニュアル】
□緊急度別の被災患者対応がマニュアルに盛り込まれている
【レイアウト】
□患者の動線やレイアウトがマニュアルに盛り込まれている
【診療統括者】
□トリアージから緊急度別の被災患者対応を統括する対策本部に準ずる部門ないし担当者が決定され、その役割が明記されている
【救急統括者】
□救急部門と手術室・ICUとの連携がマニュアルに盛り込まれている
【入院統括者】
□病棟における被災患者入院の連絡調整、病棟内でのベッド移動、増床体制についてマニュアルに盛り込まれている
【部門間の連絡方法】
□災害時対応部門連絡先一覧が明示されている
【通信手段と連絡方法】
□災害の状況（被災、人員配置）による

連絡先の確認方法の対策が明示されている

【帳票類（伝票類を含む）災害時カルテ】
- □災害用カルテか通常カルテ運用がマニュアルに盛り込まれている
- □検査伝票、輸血伝票の運用がマニュアルに盛り込まれている

【情報センター】
- □電子カルテが使用できない状況でも、入退院の管理や外来受け入れ数の把握ができるように情報収集と解析できる体制がある

【防災センター】
- □災害発生時の役割が明確化されているか

11）電子カルテ

　災害時には電子カルテや画像システムが使用できないことが想定される。サーバーの転倒転落防止措置、停電時の対応、システムダウン時の代用方法、病院内外のバックアップの確保について検討しておく必要がある。
- □電子カルテや画像システム等診療に必要なサーバーの転倒・転落の防止措置について検討され、実施されている
- □電子カルテや画像システム等診療に必要なサーバーに自家発電装置の電源が供給されている
- □自家発電装置作動時に電子カルテシステムが稼働できることを検討・確認している
- □電子カルテシステムに必要なサーバー室の空調は自家発電装置に接続されている
- □電子カルテシステムが使用不能になった場合を想定して、迅速にリカバリする体制が病院内外にある

12）マスコミ対応・広報

　マスコミ対応や個人情報の提示方法について、予め検討することが望ましい。
- □入院・死亡した患者の情報公開について検討されている
- □災害時のマスコミ対応について検討さ

れている
- □記者会見の場所や方法について検討されている

13）受援計画

　DMATや医療救護班、医療ボランティアが被災地に早くから救護に駆けつけられるようになりつつある。DMATや医療救護班、医療ボランティアを病院や地域支援に有効に活用することが求められる

【医療チームの受入れ（DMAT・医療救護班）】
- □受入れ体制がある
- □待機場所がある
- □受入れマニュアルがある

【医療ボランティアの受入れ】
- □受入れ体制がある
- □待機場所がある
- □受入れマニュアルがある

14）災害訓練

　災害研修・訓練は不可欠である。災害計画に基づいた訓練が望まれる。多数傷病者受け入れ訓練に加え、災害対策本部の訓練や亜急性期・復旧期を視野に入れた机上シミュレーションなど複合的な訓練が望まれる。

15）災害対応マニュアル

　組織的な災害対応ができるためには、災害対応マニュアルは不可欠である。マニュアルは、研修や訓練の反省を反映して適宜改善できるようにすることが重要である。マニュアルは経時的に、災害発生前、急性期、慢性期（復旧）を網羅しておくことが理想的である。さらに、他の計画（火災時の防災マニュアル、地域防災計画等）と整合性がとれている必要がある。
- □マニュアルの存在
- □マニュアルの維持管理体制
- □マニュアル管理部門
- □マニュアルの周知
- □発災時間別の対応
- □その他のマニュアルとの整合性

BCPチェックリスト

	大項目	設問	選択枝	追加回答（1次チェック用）	根拠となる書類・エビデンス・数値等（例）（2次チェック用）
1	地域のなかでの位置づけ				
	地域での位置づけ	あなたの病院は、地域防災計画や防災業務計画のなかで地域内での位置づけが明確ですか？	□はい □いいえ		地域防災計画、防災業務計画等
2	組織・体制				
	常設委員会	あなたの病院内には災害対応について審議する常設の委員会がありますか？	□はい □いいえ		委員会議事録
		その委員会について規程がありますか？	□はい □いいえ		委員会規程
	予算	その委員会は、災害対応についての予算について審議する権限がありますか？	□はい □いいえ		委員会規程、予算執行状況
3	災害対策本部				
	本部長	災害対策本部長が災害計画等に明記されていますか？	□はい □いいえ		災害対応マニュアル
	本部要員	本部要員が明記されていますか？	□はい □いいえ		災害対応マニュアル
	本部長代行	対策本部長が不在や連絡が取れない場合、代行者は決められていますか？	□はい □いいえ		災害対応マニュアル
	役割分担	本部要員それぞれの役割が、あらかじめ決められていますか？	□はい □いいえ		災害対応マニュアル
	事前準備・心構え	対策本部長や本部要員は日頃から研修・訓練を受けていますか？	□はい □いいえ	（はい→ 具体的研修・訓練名 　　頻度 　　　）	実施記録、受講生名簿
	設置基準	災害対策本部の設置基準が決められていますか？	□はい □いいえ	（はい→ 具体的設置基準 　　　）	災害対応マニュアル
	設置場所は決められているか	災害対策本部の設置場所が決められていますか？	□はい □いいえ	（はい→ 具体的場所 　　　）	災害対応マニュアル
	通信・連絡機能	災害対策本部には、通常の固定電話や携帯電話が不通の場合にも外部と通信できる設備が備えられていますか？	□はい □いいえ	（はい→ 具体的通信設備 　　　）	設備状況（リスト）
	災害時インターネット環境	災害時にも使用できるインターネット回線（デジタル通信対応衛星携帯電話等）を確保していますか？	□はい □いいえ	（はい→ 具体的設備 　　　）	設備状況（リスト）
	EMIS	広域災害救急医療情報システム（EMIS）の入力担当者が決められていますか？	□はい □いいえ	（はい→ 担当者職名 　　　）	災害対応マニュアル
	記録管理機能	本部活動を行うための十分なホワイトボード等が確保されていますか？	□はい □いいえ		設備状況（リスト）
	外部連絡先のリスト化	必要な外部連絡先が検討され、明示されていますか？	□はい □いいえ		災害対応マニュアル

	項目	質問	回答	備考
4	診療継続・避難の判断			
	診療継続・中止の判断	診療（外来診療・手術等）の中断の判断基準が決められていますか？	□はい →具体的基準　□いいえ	災害対応マニュアル
	病院避難の判断	入院患者を避難させるための判断基準が決められていますか？	□はい →具体的基準　□いいえ	災害対応マニュアル
5	安全・減災措置			
	建物	建物は地震対策はなされていますか？	□はい □いいえ →□耐震補強 □耐震 □制震 □免震	設備状況（リスト）
	耐震・安全性診断（発災前）	耐震・安全性診断を受けていますか？	□はい □いいえ	施行証明書 実施状況（リスト）
	応急危険度判定（発災後）	災害発生後に迅速に被災建築物応急危険度判定（発災後の耐震評価）をうけることが検討されていますか？	□はい □いいえ	計画、契約書
	転倒・転落の防止措置	医療機器や棚の転倒・転落の防止措置について検討され、実施されていますか？	□はい □いいえ	設備状況（リスト）、チェック機能（相互チェック等）
6	本部への被害状況の報告			
	報告の手順	災害対策本部への報告手順が決められていますか？	□はい □いいえ	災害対応マニュアル
	報告用紙	災害対策本部に報告すべき被災状況書式が、統一され職員に周知されていますか？	□はい □いいえ	災害対応マニュアル、書式、一覧
7	ライフライン			
	自家発電	自家発電装置はありますか？	□ある □ない →（ kVA）	設備状況（リスト）
		停電試験を定期的に行っていますか？	□はい □いいえ	実施実績一覧表
		自家発電の供給量は通常の1日あたりの電力使用量の何％ですか？	（ ％） 通常の1日あたりの電力使用量 kVA	使用実績
		非常用電源に以下の設備に接続されていますか？		
		救急部門	□はい □いいえ	設備状況（リスト）
		エレベーター	□はい □いいえ はい（→何台 台）	設備状況（リスト）
		CT診断装置	□はい □いいえ	設備状況（リスト）
		災害対策本部	□はい □いいえ	設備状況（リスト）
	燃料	自家発電装置の備蓄燃料はありますか？	□はい □いいえ はい（→何日分ですか？ 日分）	使用実績
		燃料を優先的に供給を受けるための契約または協定がありますか？	□ある □ない	契約書、協定書
	受水槽	受水槽は設置されていますか？	□ある □ない（→受水槽の合計容量はどれくらいですか？ L）	設備状況（リスト）
		一日の上水道の使用量	一日の上水道の使用量　Lの	使用実績
		受水槽、配管には耐震対策措置が施されていますか？	□ある □ない	設備状況（リスト）

149

分類	質問	チェック	回答詳細	確認資料
雑用水道（井戸）	上水道の供給が得られない場合に備えた貯水槽がありますか？	□あり □なし	あり(→貯水槽の合計容量はどれくらいですか？ L)	設備状況（リスト）
	上水道の供給が得られない場合に備えた井戸等がありますか？	□あり □なし	あり(→一日あたりの最大供給量 L)	設備状況（リスト）
下水	下水配管には耐震対策措置が施されていますか？	□あり □なし		設備状況（リスト）
	下水が使用不能で水洗トイレが使用できない場合のための計画はあるか（仮設トイレ、マンホールトイレ等）	□あり □なし	あり(→具体的に記載)	具体的計画（マニュアル）
ガス	ガスの供給が停止した場合を想定して、プロパンガスボンベの備蓄はありますか？	□あり □なし	あり(→備蓄量)	備蓄実績
医療ガス	外部からの液体酸素の供給が途絶えた場合を想定すると、どのくらいの備蓄がありますか？	□あり □なし	あり(→備蓄量)	備蓄実績
	院内の配管が損傷した場合を想定して、酸素ボンベの備蓄はありますか？	□あり □なし	あり(→備蓄量)	備蓄実績
	酸素ボンベを優先的に供給を受けるための契約または協定がありますか？	□あり □なし		契約書、協定書
食料飲料水	入院患者用の非常食の備蓄はありますか？	□あり □なし	あり(→ 人分× 食分× 日分)	備蓄実績
	職員用の非常食の備蓄はありますか？	□あり □なし	あり(→ 人分× 食分× 日分)	備蓄実績
	非常食の献立は事前に決められていますか？	□あり □なし	あり(→ 食分)	具体的計画（マニュアル）
	エレベーターが停止した場合の配膳の方法が検討されていますか？	□あり □なし	あり(→)	具体的計画（マニュアル）
医薬品	医薬品の備蓄はありますか？	□あり □なし	あり(→ 日分)	備蓄実績
	医療材料の備蓄はありますか？	□あり □なし	あり(→ 日分)	備蓄実績
	医薬品が優先して供給されるための契約はありますか？	□あり □なし		契約書、協定書
	医療材料が優先して供給されるための契約はありますか？	□あり □なし		契約書、協定書
通信	外部固定アンテナを有する衛星携帯電話はありますか？	□あり □なし	あり(→ 回線)	設備状況（リスト）
	電話が使用不能となった場合を想定して無線等の代替通信設備がありますか？	□あり □なし	あり(→具体例)	設備状況（リスト）
	上記の代替通信設備を用いて、定期的に使用訓練を実施していますか？	□はい □いいえ		訓練実績リスト
エレベーター	自家発電装置に接続されているエレベーターはありますか？	□あり □なし	あり(→ 台)	設備状況（リスト）
	エレベーター管理会社への連絡手段が24時間365日確立していますか？	□はい □いいえ		契約書、協定書

	中項目	質問	チェック	備考	参照資料
		エレベーター復旧の優先順位がついていますか？	□はい □いいえ		具体的計画（マニュアル）
		優先してエレベーター復旧が可能となるように、エレベーター管理会社と契約や協定を結んでいますか？	□はい □いいえ		契約書、協定書
		エレベーター使用不能時を想定した患者や物資の搬送方法について検討されていますか？	□はい □いいえ	ある（→具体的方法　　）	具体的計画（マニュアル）
8	緊急地震速報	緊急地震速報設備を有していますか？	□はい □いいえ		設備状況（リスト）
		緊急地震速報設備が館内放送と連動していますか？	□はい □いいえ		設備状況（リスト）
		緊急地震速報設備がエレベーターと連動していますか？	□はい □いいえ		設備状況（リスト）
9	人員 本部要員	緊急参集した職員や帰宅困難な職員のための休憩や仮眠ができるスペースがありますか？	□ある □ない		具体的計画（マニュアル）
		緊急参集した職員や帰宅困難な職員のための食料・飲料水の供給体制はありますか？	□ある □ない		具体的計画（マニュアル）
		一斉メール等職員に緊急連絡を行う方法はありますか？	□ある □ない		具体的計画（マニュアル）
	参集基準・呼出体制	緊急参集が可能な職員数が把握されていますか？	□はい □いいえ	はい（→1時間以内　　%、3時間以内　　%、6時間以内　　%、12時間以内　　%、24時間以内　　%）	職員の住居までの距離一覧
		連絡が取れない場合の院外の職員の参集基準が明記されていますか？	□はい □いいえ		具体的計画（マニュアル）
		自宅にいる職員に対して、災害時に取るべき行動について明記されていますか？	□はい □いいえ		具体的計画（マニュアル）
	職員登録・配置	病院に在院あるいは参集した職員を登録する体制がありますか？	□ある □ない		具体的計画（マニュアル）
		登院した職員の行動手順が周知されていますか？	□はい □いいえ		具体的計画（マニュアル）
10	診療 マニュアル	災害時の診療マニュアルが整備されていますか？	□はい □いいえ		具体的計画（マニュアル）
		被災時の診療（受付から、治療・検査、手術、入院、帰宅までの流れと診療場所）がわかりやすくまとめられている	□はい □いいえ		具体的計画（マニュアル）
	レイアウト	以下の部署の場所、担当者、必要物品、診療手順、必要書式が整備されている			
		トリアージエリア	□人（担当者）□場所 □必要物品 □診療手順 □必要書式		
		赤エリア	□人（担当者）□場所 □必要物品 □診療手順 □必要書式		

	項目	内容	チェック	計画
	黄エリア		□人（担当者）□場所 □必要物品 □診療手順 □必要書式	具体的計画（マニュアル）
	緑エリア		□人（担当者）□場所 □必要物品 □診療手順 □必要書式	具体的計画（マニュアル）
	黒エリア（遺体安置所）		□人（担当者）□場所 □必要物品 □診療手順 □必要書式	具体的計画（マニュアル）
	搬送班（搬送担当）		□人（担当者）□場所 □必要物品 □診療手順 □必要書式	具体的計画（マニュアル）
	診療統括者	診療統括者を配置し、患者の需要に応じて職員を適切に再配置できる体制にありますか？	□はい □いいえ	具体的計画（マニュアル）
	救急統括者	救急統括者を配置し、手術やICU入院、転院の必要性について統括できる体制にありますか？	□はい □いいえ	具体的計画（マニュアル）
	入院統括者	入院統括者を配置し、入院病棟の決定やベッド移動、増床を統括できる体制にありますか？	□はい □いいえ	具体的計画（マニュアル）
	部門間の連絡方法	災害時の対応部門の電話番号が明示されていますか？	□はい □いいえ	具体的計画（マニュアル）
	通信手段と連絡方法	固定電話やPHSが使用困難な状況においても、無線や伝令等その他の通信手段にて災害対策本部と統括間の情報伝達が行える体制にありますか？	□はい □いいえ	具体的計画（マニュアル）
	災害時カルテ	電子カルテが使用できない状況でも、紙カルテを使用して診療機能が維持できますか？	□はい □いいえ	具体的計画（マニュアル）
	帳票類（伝票類を含む）	検査伝票、輸血伝票の運用について明示されていますか？	□はい □いいえ	具体的計画（マニュアル）
	情報センター	電子カルテが使用できない状況でも、入退院の管理や外来受け入れ数の把握ができるように情報収集と解析ができる体制がありますか？	□はい □いいえ	具体的計画（マニュアル）
	防災センター	災害発生時の防災センターの役割が明確化されていますか？	□はい □いいえ	具体的計画（マニュアル）
11	電子カルテ	電子カルテや画像システム等診療に必要なサーバーの転倒・転落の防止措置について検討され、実施されていますか？	□はい □いいえ	設備状況（リスト）
		電子カルテや画像システム等診療に必要なサーバーに自家発電装置の電源が供給されていますか？	□はい □いいえ	設備状況（リスト）
		自家発電装置作動時に電子カルテシステムが稼働できることを検討・確認していますか？	□はい □いいえ	設備状況（リスト）
		電子カルテシステムに必要なサーバー室の空調は自家発電装置に接続されていますか？	□はい □いいえ	設備状況（リスト）
		電子カルテシステムが使用不能になった場合を想定し、迅速にリカバリする体制が病院内外にありますか？	□ない □ある（院内）□ある（院外）	設備状況（リスト）

152

No.	分類	項目	質問	回答	備考
12	マスコミ対応・広報		入院・死亡した患者の情報公開について検討されていますか？	□はい □いいえ	具体的計画（マニュアル）
			災害時のマスコミ対応について検討されていますか？	□はい □いいえ	具体的計画（マニュアル）
			記者会見の場所や方法について検討されていますか？	□はい □いいえ	具体的計画（マニュアル）
13	受援計画	医療チームの受入（DMAT・医療救護班）	DMAT・医療救護班の受け入れ体制はありますか？	□はい □いいえ	具体的計画（マニュアル）
			DMAT・医療救護班の待機場所はありますか？	□はい □いいえ	具体的計画（マニュアル）
			DMAT・医療救護班の受け入れマニュアルはありますか？	□はい □いいえ	具体的計画（マニュアル）
		ボランティアの受入	医療ボランティアの受け入れ体制はありますか？	□はい □いいえ	具体的計画（マニュアル）
			医療ボランティアの待機場所はありますか？	□はい □いいえ	具体的計画（マニュアル）
			医療ボランティアの受け入れマニュアルはありますか？	□はい □いいえ	具体的計画（マニュアル）
14	災害訓練		職員を対象とした災害研修を実施していますか？	□はい □いいえ	実施状況リスト
			年に1回以上の災害訓練を実施していますか？	□はい □いいえ	実施状況リスト
			災害対応マニュアルに準拠した訓練を実施していますか？	□はい □いいえ	実施状況リスト
			災害対策本部訓練を実施していますか？	□はい □いいえ	実施状況リスト
			災害復旧や長期的な対応を検討するための机上シミュレーション等を実施していますか？	□はい □いいえ	実施状況リスト
15	災害対応マニュアル	マニュアルの存在	災害時の対応マニュアルはありますか？	□はい □いいえ	具体的計画（マニュアル）
		マニュアルの維持管理体制	マニュアルは、訓練や研修を通じて、適宜改善されていますか？	□はい □いいえ	実施状況リスト
		マニュアル管理部門	マニュアルを管理する部門が院内に規定されていますか？	□はい □いいえ	規程、委員会規則など
		マニュアルの周知	マニュアルは、全職員に十分に周知されていますか？	□はい □いいえ	具体的方法
		発災時間別の対応	発災時間別の対応について、明記されていますか？	□はい □いいえ	具体的計画（マニュアル）
		その他のマニュアルとの整合性	火災時のマニュアル、地域防災計画との整合性はとれていますか？	□はい □いいえ	具体的計画（マニュアル）

まとめにかえて

　防災計画は文字通り、災害による被害を軽減するための計画であり、いかに人命や建物・設備などを守るかということに焦点を合わせています。そのため、防災計画だけでは、医療サービスの提供を継続するにあたり十分な備えとはいえません。

　そこで登場するのがBCPです。医療機関におけるBCPは、首都直下地震クラスの地震が発生しても医療サービスの提供が中断しないよう、また中断した場合でも、目標とする時間以内に医療サービスの提供を再開するための計画です。

　一般の企業であれば、大災害に見舞われた際、自社の事業を一定期間、縮小したり、休止したりという選択肢も考えられます。しかし、医療機関にあっては、平常時とは比較できないほどの患者の来院が想定されるため、医療サービスの提供を停止することは考えられません。

　そこで、医療機関は、防災計画によって自院の経営資源を守るとともに、BCPを的確に運用することによって、医療サービスを速やかに復旧させ、その提供を継続することが求められます。

　BCPの基本は代替戦略です。地震が発生した場合は、必ず職員や建物・設備、そしてライフラインという経営資源がなくなる、あるいは足りなくなると考えて、その不足するところをどう補うか、つまり代替するかを決めてBCPに落とし込むことがポイントです。

　初めから完璧なBCPを策定する必要はありません。まずは、病棟の耐震チェック、あるいは医薬品の備蓄など、できるところから手をつけ、それらを少しずつ改善することによって医療機関の事業継続能力を向上させていく取り組みが重要です。

《著者プロフィール》

本田　茂樹

ミネルヴァベリタス株式会社　顧問
信州大学経営大学院　非常勤講師

　現在の三井住友海上火災保険株式会社に入社、その後、MS&ADインターリスク総研株式会社での勤務を経て、現在に至る。リスクマネジメントおよび危機管理に関するコンサルティング、執筆活動を続ける一方で、全国での講演活動も行っている。
　これまで、早稲田大学、東京医科歯科大学大学院などで教鞭を執るとともに、日本経済団体連合会・社会基盤強化委員会企画部会委員を務めてきた。

中小医療機関のための
BCP策定マニュアル

令和2年3月19日　初 版 発 行

（定価は表紙に表示）

著　者　　本　田　茂　樹

発行者　　鈴　木　俊　一

発行所　社 会 保 険 研 究 所
〒101-8522　東京都千代田区内神田2-15-9
The Kanda 282
電話　03（3252）7901（代）

印刷・製本／キタジマ　　　　落丁・乱丁本はおとりかえいたします。
ISBN978-4-7894-0620-8　　　　　　　　　160230

ホームページURL　http://www.shaho.co.jp/shaho/

医療情報システム入門 2020

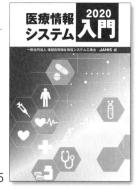

医療情報システム入門 2020

2020年版	発売中

一般社団法人 保健医療福祉情報システム工業会　JAHIS 編

定価　**本体3,000円**+税／B5判 296頁
ISBN978-4-7894-1895-9 C3047 ¥3000E

商品 No.180705

医療情報システムのエキスパートが集結して執筆！
徹底した現場目線でわかりやすく解説した入門書

● 医療情報システムの第一線を担う専門分野担当者が，最新の現状分析と将来展望を示した入門書です。

● 医療情報システムの全体構成から始まり，電子カルテ，医事会計，セキュリティなどの分野別のポイントを経て，標準化等の横断的テーマにいたるまで，政策・業務・技術動向を交え解説しています。見やすい図表，難解な用語を解説した傍注，関連した話題についてのコラムなど，初心者の方でも順を追って理解できるように構成しました。

● 医療関係の方，医療分野の教員・学生，システム企業で医療分野に携わる方などに広くご利用いただけます。

	本書の構成		
第1章	医療をめぐる動向ガイダンス	第8章	医用画像システム
第2章	医療機関における医療情報システム	第9章	医療情報システムの患者安全に関するリスクマネジメント
第3章	電子カルテシステム	第10章	プライバシーとセキュリティ
第4章	医事会計システム	第11章	地域医療連携情報システム
第5章	部門システム	付録	医療情報システムの標準化について
第6章	院内物流システム		
第7章	検査システム		

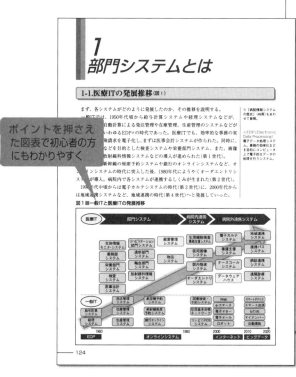

ポイントを押さえた図表で初心者の方にもわかりやすく

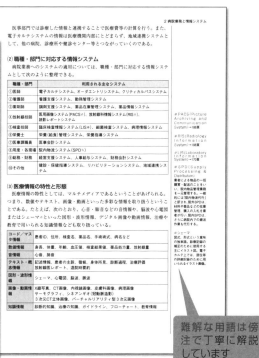

難解な用語は傍注で丁寧に解説しています

医科診療報酬点数表

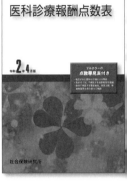

| 令和2年4月版 | 3月末発刊予定 |

定価　**本体 2,700 円**＋税／B5判 本文2色 約950頁
ISBN978-4-7894-1060-1 C3047 ￥2700E

商品 No.100020

令和2年4月改定に完全対応！　3月発刊の速報版
本文2色による構成，改定による変更箇所には下線を表示
使いやすさ抜群の『医科点数表 実務書』の決定版
独自の編集によるフルカラーの早見表や別紙様式も掲載

●令和2年4月改定に完全対応の速報版として，『医科点数表の実務書』として特化した内容となっています。3月発刊のため，各医療機関等でいち早くそして長く使用できる医科点数表です。

●本文2色，変更箇所への下線表示等の工夫により理解しやすく，初めて点数表を使う方やまだ点数表を使い慣れていない方にもおすすめの一冊です。

●左欄に点数表，右欄には算定上の留意事項等を掲載するといった，長年親しまれてきた伝統的な構成に加えて，今版より注に規定する加算の名称や，算定単位・回数などの書体を強調し，さらにわかりやすく工夫しました。

●巻頭にはオリジナル編集によるフルカラーとなったわかりやすい早見表，区分番号レベルまで収載した詳細目次，巻末には区分番号・掲載ページを素早く検索できる50音索引を掲載しています。

●別紙様式もすべて収載。点数表中に別紙様式の記述がある箇所には掲載頁を示しました。

本書の構成（平成30年4月版の例）	
早見表	点数表の主要項目を網羅した早見表。点数表以外にも関連する内容を収載。
医科診療報酬点数表	第1章　基本診療料 第2章　特掲診療料 第3章　介護老人保健施設入所者に係る診療料 第4章　経過措置
	・左欄に点数表を，対応する右欄には算定上の要点・留意事項，主要な準用項目や施設基準告示等で定められている内容を2色で掲載し，視覚的に捉えやすく構成。 ・経過措置の情報や検査，注射，処置，手術等の部における加算や施設基準等の情報についても機能的に掲載し，算定の際に便利かつ見落としのないように編集。
別紙様式	すべての別紙様式について収載。
食事療養及び生活療養の費用額算定表	
関係告示	○療担規則及び薬担規則並びに療担基準に基づき厚生労働大臣が定める掲示事項等 ○複数手術に係る費用の特例 ○入院時食事療養及び入院時生活療養の食事の提供たる療養の基準等 ○特定保険医療材料及びその材料価格（材料価格基準）
50音索引（点数表の項目から区分番号・頁数の検索が可能）	